魏文锋

老爸评测

你的健康呵护指南

DADDYLAB

老爸评测 著

江苏凤凰文艺出版社
JIANGSU PHOENIX LITERATURE AND ART PUBLISHING

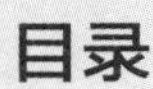

目录

第一部分　食品，安全才是王道

第二部分　美妆，用对了才美

第三部分　居家，活出品质感

第四部分　常识，身体知道答案

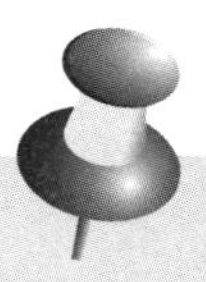

第一部分

食品，安全才是王道

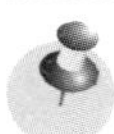

01 1:1:1 真的是“黄金比例”？

“1:1:1，1:1:1，××× :1:1。中国发明专利配方，倡导膳食脂肪酸均衡，专利好油，认准 ×××1:1:1。”

相信绝大多数中国人都听到过这段广告词吧？

网络上流传，世界卫生组织（WHO）及联合国粮农组织（FAO）建议，人体每天摄入的脂肪中的三种脂肪酸：饱和脂肪酸、单不饱和脂肪酸、多不饱和脂肪酸的比例以 1:1:1 为宜。

有厂家正是抓住了这一数据，打出了调和油“黄金比例 1:1:1”的广告。这一营销策略可谓家喻户晓，也确实影响了很多人对油的选择。

1:1:1 真的靠谱吗？

实际上，WHO 根本没有推荐过脂肪酸摄入要按照“1:1:1”

的比例！2018年10月，WHO在其官方网站上刊登了一篇名为《健康饮食》（*Healthy Diet*）的文章，对几类脂肪酸摄入量进行了推荐：

脂肪 / 脂肪酸	占能量的百分比
总脂肪	30%
饱和脂肪酸	≤ 10%
多不饱和脂肪酸	6%~11%
反式脂肪酸	<1%
单不饱和脂肪酸	15%~20%

注：数据来源于WHO

从上方表格中可以看出，WHO推荐的各类脂肪酸摄入量只是一个大致的数值范围。不同区域、不同年龄、不同生理状况的人群对于脂肪酸摄入的比例需求不同，所以，所谓的“黄金比例”是不存在的。

退一万步讲，即便“1∶1∶1”的配比的确很好，这个比例指的也是我们摄入的所有食物中总的脂肪酸的比例，而不是购买的某一种油的脂肪酸比例。况且，从中国居民现阶段的饮食结构上来看，我们已经从动物性食物中获得了超量的饱和脂肪酸，所以根本不必额外补充饱和脂肪酸，也就是说调和油无须按照三种脂肪酸1:1:1的比例来调配（素食者除外）。

自带光环的调和油

目前，市面上的调和油多以高价的原料油命名，如“橄榄原香调和油”“茶籽调和油”等。是不是以为你买的这些名字的调和油，主要成分就是橄榄油、茶籽油？你可能已经掉进了商家的陷阱。

橄榄油价格是大豆油价格的4至5倍，花生油、茶籽油的价格也比大豆油高很多，在不强制标注成分比例的情况下，厂家会怎样调配呢？消费者又要如何判断所购食用油的成分呢？

按照国家市场监督管理总局（原国家质量监督检验检疫总局）颁布的《食品标识管理规定》，占比越多的成分，在成分表里的位置越靠前。我们可以据此判断调和油中主要的成分是什么。

实际上，价格昂贵的原料油所占调和油的比例可能还不到5%，调和油主要还是用价格低廉的转基因大豆油和菜籽油勾兑而成。甚至有些不良厂商会盲目夸大价格昂贵的原料油比例，欺骗消费者。

如今，越来越多的消费者追求“健康”的食用油，舍弃吃了多年的大豆油、菜籽油，购买橄榄调和油、山茶籽调和油等，殊不知最后买到的可能还是大豆油、菜籽油，不过是加了一点点橄榄油、山茶籽油，为了弄点噱头、提高身价罢了。其实，只要大家留心一下纯植物油的价格，再与调和油的价格进行比对，就不难发现这其中的猫腻了。

为了避免买错油，最好的方法就是选购不饱和脂肪酸比例高的植物油，且以加工方式 100% 冷榨的为首选。另外，在购买植物油后最好注意阴凉避光保存，以便更好地保护不饱和脂肪酸。

平时炒菜还应注意控制好火候，尽量避免油锅加热至冒烟，冒烟就意味着开始生成各种有害物质了，就算是再好的油也是不健康的。最后，还是建议大家：吃好油，换着吃。

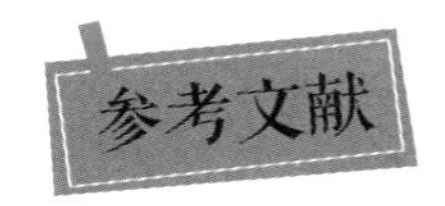

◎ 刘兰，刘英惠，杨月欣 . WHO/FAO 新观点：总脂肪 & 脂肪酸膳食推荐摄入量 [J]. 中国卫生标准管理，2010，01（3）：67-71.

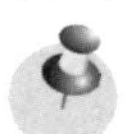

02 补铁佳品？这个常见的绿叶蔬菜，大家对它都有误解

很多人吃菠菜是因为从小就被告知菠菜铁含量很高，多吃可以让身体变得强壮。但它的口感又软又涩，小孩子尤其不喜欢，大多是被家长逼着吃下去的。

瘦小的大力水手，只要吃下一罐菠菜，立刻变得力大无穷，轻松打败各种坏人。这部励志的动画片，不知吸引了多少孩子，为了和大力水手一样强壮，始终坚信菠菜具有强大的能量。

很少有哪一种蔬菜能被这般神化，菠菜算得上是最励志的一种。菠菜被热捧可以追溯到 20 世纪 30 年代。那时正值美国历史上最大的经济危机——大萧条。

经济不景气，老百姓的收入也跟着下降。没人买东西了，各种产品就开始滞销，其中就包括菠菜。《大力水手》的作者埃尔兹·西格见此情况，特意在动画片中安排大力水手吃菠菜的情节。

那时候，菠菜主要产自加利福尼亚州和堪萨斯州，但保鲜技术还不行，只能做成菠菜罐头。所以，动画片里的大力水手是从罐头里挤菠菜的。

《大力水手》动画片播出后家喻户晓，美国的菠菜销量也增长了33%，可以说成功拯救了菠菜产业。而“大力水手”牌菠菜，也成了卖得最好的菠菜。

就算大力水手的故事是美国人为了卖菠菜而创作的，但当年《大力水手》作者之所以选择了菠菜，仍是因为他认为吃菠菜可以补铁。

为什么人们都认为菠菜富含铁

人们认为菠菜含铁量很高的认识实际上是不准确的，之所以有这样的认识，受一则长期流传的谣言影响，即“第一次检测菠菜铁含量的科学家点错了小数点”，而这一谣言在一定程度上促使《大力水手》创作者借此创作出大力水手一吃菠菜就马上充满力量的情节。这则谣言不论在国内还是国外都流传甚广，有很大影响力，《大力水手》创作者诞辰115周年时甚至推出相应专题，再次引用这一故事。

如今，我们无从追起这则谣言出自何方，虽然现在有很多关于菠菜真实含铁量的实验研究，但菠菜高含铁量的传言仍一直在民间流传。

菠菜的铁含量到底如何

我们列举了一些常见的食物。

铁含量对比表（mg/100g）

菠菜	2.9
小白菜	1.3
油菜	1.2
生菜	0.2
水芹菜	6.9
荠菜	5.4
猪肉（肥瘦均有）	1.6
牛肉（肥瘦均有）	3.3
羊肉（肥瘦均有）	2.3
猪肝	22.6

注：数据来自《中国食物成分表》

菠菜的铁含量比常见蔬菜高了一倍多，甚至比猪肉、羊肉还高点。不过一山更比一山高，菠菜的铁含量不仅比芹菜、荠菜的低，和猪肝中的铁含量相比，菠菜更是小巫见大巫。

适得其反，菠菜在蔬菜家族里是出了名的草酸含量高。摄入大量的草酸，不仅会影响菠菜自身铁含量的吸收，还会影响其他食物中钙铁锌的吸收。且菠菜中的铁是非血红素铁，吸收率要低于肉类中的血红素铁。

菠菜还能吃吗?

虽然菠菜草酸含量很高,但作为深绿色蔬菜还是含有很多β-胡萝卜素和维生素C等营养素。清洗时多冲一会儿，焯水沥干再烹饪，可以减少菠菜对健康不利的成分。

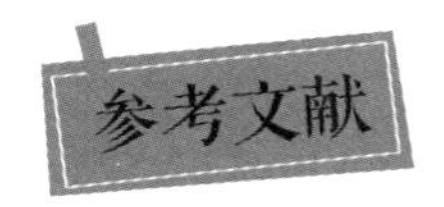

◎ 杨月欣. 中国食物成分表标准版 [M]. 北京：北京大学医学出版社，2018.

◎ RAMSEY L. Spinach doesn't have as much of a key nutrient needed in your blood as you might think. [EB/OL].(2017-06-16)[2020-06-01]. https://www.businessinsider.com/spinach-iron-levels-nutrition-myths-2017-6.

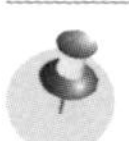

03 牛奶不得不说的 7 个秘密，全在这里！

牛奶是迄今为止公认的接近完美的理想食物。它几乎含有人体所需要的所有营养素，不仅营养比例适合人类，消化吸收率也高。

《中国居民膳食指南 2016》推荐我们日常每天摄入奶和奶制品 300g。2020 年，国家卫生健康委员会发布的“新型冠状病毒感染的肺炎防治营养膳食指导”中，也提到要保证各类人群奶类的摄入，每天摄入 300g 奶及奶制品，以改善营养状况、增强抵抗力。

但是奶制品的品类太多了，我们该如何选择适合自己的牛奶呢？耐心看完这篇文章，你会找到答案。

1. 种类

从牛奶的新鲜度和饮用方便程度上来看，建议首选液体奶，也就是鲜牛奶或纯牛奶。

鲜牛奶和纯牛奶最大的区别在于杀菌方式不同，可以按照自己的喜好选择，一般在外包装上可以这样区分。

鲜牛奶 VS 纯牛奶

	鲜牛奶	纯牛奶
配料	生牛乳	生牛乳
保质期	一般少于1个月	一般为6个月
储存条件	冷藏	常温
常见名称	鲜牛奶、鲜牛乳、巴氏杀菌乳	纯牛奶、纯牛乳、灭菌乳

2. 保质期

牛奶的保质期应选择3天、1个月的，还是半年的呢？

很多人认为，保质期越短的牛奶越好，甚至觉得保质期长是因为加了防腐剂。其实不然，牛奶还真的不需要添加任何防腐剂。

牛奶	杀菌方式	杀菌效果
巴氏杀菌乳（鲜牛奶）	低温长时间杀菌	可以杀死病原微生物，但有些耐热菌杀不死，需要冷藏，保质期短
超高温灭菌乳（纯牛奶）	高温短时间灭菌	杀灭绝大部分微生物，又在无菌环境灌装到无菌盒子里，可达商业无菌，常温也可储存半年

这两种杀菌工艺现今已非常成熟，最大限度保留了牛奶中的营养成分。从钙、蛋白质等主要营养成分来看，二者基本没有差别，我们完全可以按照自己的习惯和需求挑选。

如果平时牛奶喝得比较多，购物也方便，家里还有个大冰箱，可以尝试鲜牛奶。如果嫌总去买麻烦，喜欢囤食物，或外出没有冷藏条件，又或者不方便去超市，那纯牛奶自然是最佳选择。

3. 包装

光和空气会破坏牛奶的营养和风味，加速牛奶变质，所以推荐阻隔性强的包装。牛奶的包装最好不仅可以隔绝空气，还要隔绝光线。

挑选时，建议遵循以下两个原则。

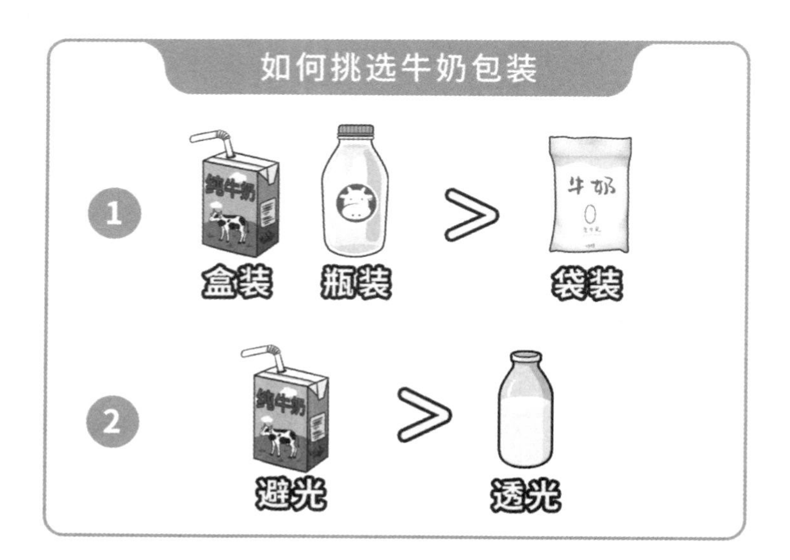

4. 奶源

很多消费者觉得欧洲、澳洲进口的牛奶更好，其实不然。

国外牛奶也出现过问题，而我国很多乳企的生产标准和检测指标已与国际接轨，甚至更加严苛。国内高要求下生产出的牛奶的品质，丝毫不逊色于进口牛奶。

所以大家不必过度崇尚进口牛奶，正规渠道购买正规品牌的国产牛奶足矣。如果想品质更有保障，首选自有牧场的品牌。这点可以去品牌官网查询，或拨打包装上的服务热线咨询。

5. 营养

高钙奶中添加的钙，大多是碳酸钙或乳酸钙，相当于牛奶 + 钙片。与牛奶中本身的钙相比，添加的钙吸收率会差一些。另外，牛奶本身就是富含钙的食物，每天喝一杯牛奶，再加上蔬菜、豆制品，就可以满足日常钙的需求，无须刻意买高钙奶来喝。

脱脂奶在脱去脂肪的同时，不仅带走了奶香味，还去除了牛奶中的维生素 A、维生素 D、维生素 E、维生素 K，因为这些维生素只能溶解在脂肪中。一般人真不用担心一盒牛奶中的那几克脂肪。如果你很喜欢喝牛奶，每天能喝到 500g 以上，那可以选择脱脂奶。

乳糖不耐受的人，也就是喝牛奶会腹胀腹泻的人，可以考虑喝酸奶或无乳糖牛奶。这两种奶中的乳糖被分解，可以减轻肠胃不适。

市面上无乳糖的牛奶也是五花八门，建议大家看两个指标：（1）乳糖含量为零；（2）配料只有生牛乳和乳糖酶。

6. 小众奶

近年来，水牛奶、骆驼奶等小众奶越来越火，有些商家更是把小众奶的营养和功效吹上了天。

老爸评测对比过牛奶、羊奶、水牛奶和骆驼奶的营养成分，从检测的结果来看，小众奶并没什么优势，甚至有些水牛奶和骆驼奶还“挂羊头卖狗肉”，掺了不少牛奶。无论是从营养价值、性价比还是养殖技术等方面考虑，牛羊奶都是优选。

7. 时间

牛奶应早上喝、中午喝，还是睡前喝？

有人认为早上是喝牛奶的黄金时间；有人认为应该睡前喝，有助于睡眠；还有人选择在两餐之间喝，用来充饥。一天之中，到底什么时候才是喝牛奶的最佳时间？

的确有研究发现，饭前 30 分钟喝牛奶，可以控制餐后血糖的上升。这不仅有利于控制血糖，还可以延长饱腹感，预防肥胖。

但乳糖不耐受的人不建议空腹喝牛奶，因为会加重腹胀腹泻。至于其他人群，想什么时候喝就什么时候喝，什么时候开心喝就什么时候喝。

其实什么时间喝牛奶不重要，重要的是要坚持每天喝足量的牛奶。《中国居民膳食指南 2016》建议我们每天摄入奶及奶制品 300g，差不多是 1 盒牛奶 +1 小盒酸奶的量。

大多数国家奶制品推荐量为每天 500g 以上。2019 年 12 月，中国奶业 D20 峰会在上海举办，在会上发布的《2019 中国奶业质量报告》中显示，在乳制品消费方面，2018 年中国人均乳制品消费量折合生鲜乳为 34.3kg，约为世界平均水平的 1/3，远低于《中国居民膳食指南 2016》推荐的每日 300g 的奶和奶制品摄入量。

我国居民长期钙摄入不足，和牛奶喝得少可能有很大关系。牛奶中的钙含量丰富，且吸收利用率高。所以别一说到补钙就想着吃钙片，先把牛奶喝起来才是硬道理。

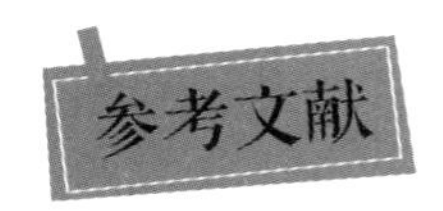

◎ 中国奶业协会，农业农村部奶及奶制品质量监督检验测试中心 . 2019 中国奶业质量报告 [M]. 北京：中国农业科学技术出版社，2019.

◎ SUN L, TAN KW, HAN CM, et al. Impact of preloading either dairy or soy milk on postprandial glycemia, insulinemia and gastric emptying in healthy adults[J]. European Journal of Nutrition, 2017, 56（1）：77-87.

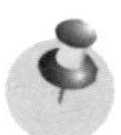

04 鸡蛋含胆固醇那么高，每天到底该吃几个？

常听身边的人说，鸡蛋胆固醇含量高，不能多吃。还有人说，蛋黄中胆固醇含量高，甚至超过每日胆固醇标准摄入量了，吃鸡蛋只能吃蛋清。2015 年国内外的某些健康指南先后宣布，取消了胆固醇的摄入上限，于是关于鸡蛋食用的新说法又来了，有说可以随便吃，还有说一周不能吃超过 7 个。

鸡蛋这么平常的食物，竟也有如此多的争论。上面那些观点到底该听谁的？鸡蛋到底应该怎么吃？吃多少？

食物中的胆固醇

我们体内的胆固醇，只有 1/4 是吃进来的，来自摄入的动物内脏、鸡蛋和肉奶，另外的 3/4 是我们的肝脏自己合成的。

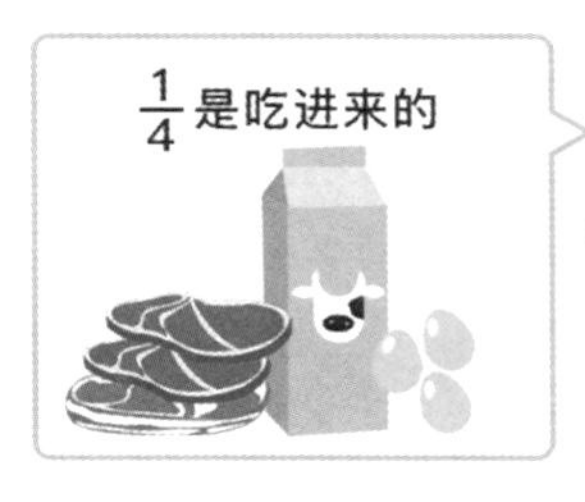

人体内的
胆固醇

3/4 是肝脏自己合成

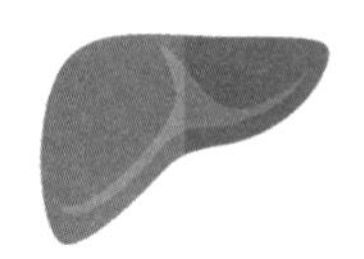

人体自身胆固醇调节能力比较强，你吃的胆固醇少了，肝脏就“加把劲儿”多合成一些；你吃的胆固醇多了，肝脏就“歇一歇”少合成一些。

所以一般健康的人群，胆固醇吃多吃少，肝脏都会调节平衡，不用过于担心会产生高血脂。注意，这里说的是健康人群！

如果你已经患有高血脂，那说明身体对胆固醇的平衡调节能力出现了问题。这时候多吃点胆固醇，就会让体内已经较高的胆固醇含量变得更高。

成年人里，患有高血脂的人群大概有 40%。另外，根据一些研究，健康人群中还有 25% 左右的人，虽然不是高血脂，但是对胆固醇比较敏感，身体对胆固醇的控制也不是那么好。这样算起来，等于超一半的成年人还是要控制好吃进来的胆固醇量。

一个鸡蛋里大概有 292mg 胆固醇，即使每天可摄入 300mg 的胆固醇上限取消了，但这鸡蛋还真不能敞开了吃。

为了方便，《中国居民膳食指南 2016》干脆建议，只要每周不超过 7 个鸡蛋就行。这样大家就不用纠结，是每天只吃一个，还是第一天吃两个、第二天不吃了，只要控制好一周的量就可以。

注意啦！上述膳食指南的建议是基于正常摄入鱼、奶、肉的情况下。如果你不怎么吃肉类、喝牛奶，或者在健身，那么多吃几个鸡蛋也没关系。大家可以结合自身情况来看。

除了鸡蛋，其他食物中的胆固醇量大家也可以参考一下。

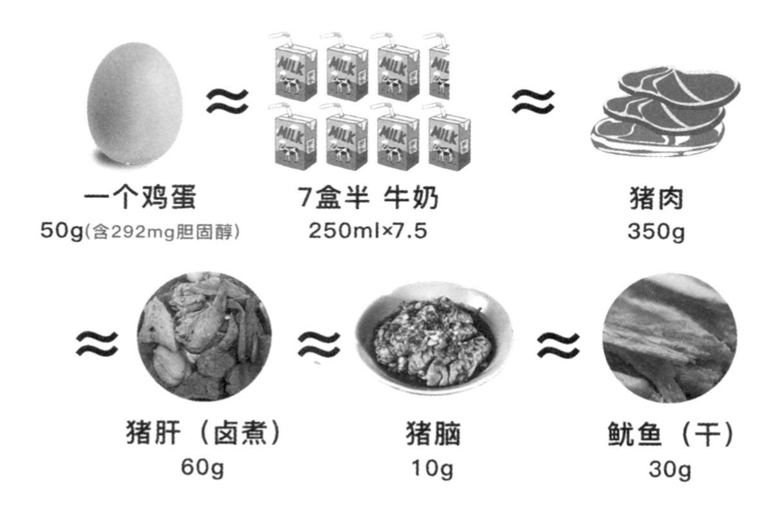

蛋黄到底能不能吃？

有人说鸡蛋只吃蛋清，蛋黄丢掉，这样胆固醇摄入量就不会超了。

千万别丢！这里，给大家看看蛋清和蛋黄里都有什么。

蛋清与蛋黄所含营养成分

营养成分	一个蛋黄（17g）	一个蛋清（33g）
蛋白质	3g	4g
脂肪	5g	0g
维生素 A	74μgRE	0μgRE
维生素 B_1	0mg	0mg
维生素 B_2	0mg	0mg
钙	19mg	3mg
锌	1mg	0mg

注：数据来自《中国居民膳食指南 2016》

一个鸡蛋蛋清中基本只有 4g 蛋白质和 3mg 钙，而鸡蛋黄除了有 3g 蛋白质，还有 5g 脂肪和更多的维生素 A、钙、锌，且鸡蛋脂肪富含不同于普通动物脂肪的不饱和脂肪酸，普通动物脂肪中主要是饱和脂肪酸。

所以鸡蛋的精华都集中在蛋黄里了，宁可丢掉蛋清，也别丢蛋黄，不然等于白吃了。

鸡蛋有着“最优质蛋白质”的光荣称号，氨基酸比例非常完美。一个鸡蛋里含有约 7g 蛋白质和丰富的卵磷脂，以及人体所需的维生素、矿物质，简直是最物美价廉的食物了（除了母乳）！

造谣一张嘴，辟谣跑断腿！大家可不要因为道听途说就放弃这么优秀的平价食物啊！

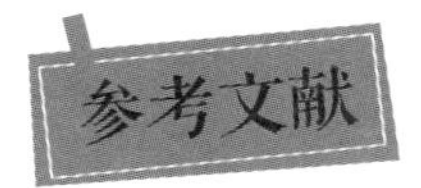

◎ The Office of Disease Prevention and Health Promotion. Dietary guidelines for Americans eighth edition[EB/OL]. (2015-08-01)[2020-06-01]. https://health.gov/our-work/food-nutrition/2015-2020-dietary-guidelines/guidelines/.

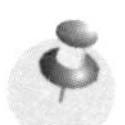

05 白粥不仅不养胃，长期喝反而伤胃！

流感季节或一些特殊时期，不管是老人、儿童还是其他群体都需要更多的蛋白质、维生素和矿物质来抵抗病毒的入侵。也许有些人会选择喝白粥来增强体质，但事实上，白粥真的健康吗？

白粥营养单一，蛋白质价值低。在白粥所含的营养素里，90% 以上是淀粉，也就是碳水化合物。白粥的蛋白质含量只有1%，脂肪和膳食纤维几乎没有。

所含营养素	白粥（每 100g）	牛奶（每 100g）	单位
热量	46	54	cal
碳水化合物	9.58	3.4	g
脂肪	0.34	3.2	g
蛋白质	1.11	3	g
纤维素	0.4	0	g

注：引自《中国食物成分表》

所以说白粥营养单一、蛋白质含量低并没有冤枉它。蛋白质越容易消化，氨基酸的比例越接近人体需求，价值越高。但白粥那仅含的微少蛋白质价值也不高。假设蛋白质价值最高的鸡蛋为1，牛奶蛋白质价值接近1，而大米的只有0.5，小麦的更少，只有0.4！

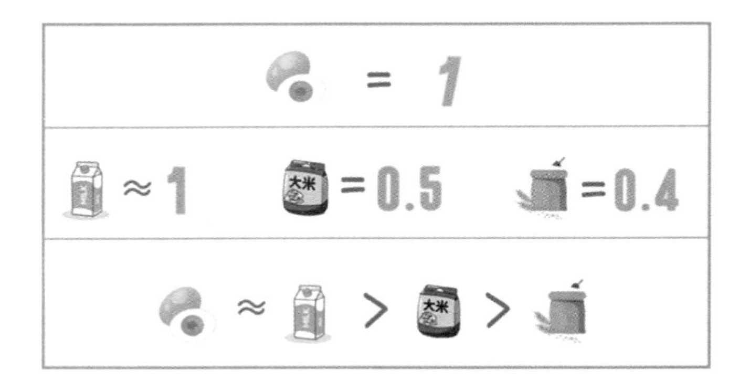

这也是为什么一般不把大米、面粉当作蛋白质主要来源的原因。白粥只能是一个普通的快速补充水分和热量的主食。

白粥不养胃，长期喝反而伤胃

有胃病的人或者肠胃不舒服的人不建议靠长期喝白粥来养胃。因为白粥不养胃，长期喝反而伤胃。而白粥自古给人一种适合身体虚弱的人食用的错觉，原因在于白粥非常好消化，对消化不良、咀嚼有障碍的人是不错的选择，可以提供一种“喝起来挺舒服”的感觉。

但此时白粥满足的是“其他食物不想吃或者吃不下”的需求，而不是白粥“养胃”或“有营养”。

白粥最大的问题是营养成分单一，升血糖速度比较快，再加上白粥是半流食，长期喝反而不利于胃功能恢复，还会让胃的消化能力变差。

比起吃养胃的食物，更重要的是避免吃一些可能让肠胃不舒服的食物，比如喝咖啡或吃辛辣、寒凉的食物。有些人喝咖啡反酸、胃灼热，有些人吃辛辣食物会胃痛，还有些人喝冷水会胃痛。这些人群就应避免食用这类食物。

但是白粥也不是完全不能喝。白粥并不是没有任何价值，关键还在于搭配。

白粥 + 油条或者是白粥 + 葱油拌面的组合基本上是全碳水 + 零优质蛋白质 + 极少的维生素，长期吃，肯定是不利于健康的。

如果在白粥中加入小米、荞麦、红豆等杂粮，转化为杂粮粥，营养成分将大幅增多，营养价值大幅提升。或者白粥 + 肉的组合，除了增加了蛋白质的摄入，还可以降低升血糖指数。

长期喝白粥，或者因为孩子胃小，早餐完全被白粥占领而导致无法摄入其他食物，这种吃法确实不利于健康。

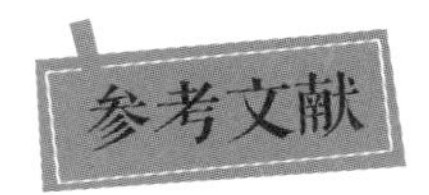

◎ 孙长颢 . 营养与食品卫生学（第八版）[M]. 北京：人民卫生出版社，2007.

◎ 杨月欣 . 中国食物成分表标准版 [M]. 北京 : 北京大学医学出版社，2018.

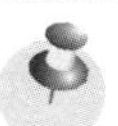

06 吃 1 个烤鸡翅 = 抽 6 根香烟？烧烤到底致癌吗？

无论烈日炎炎还是雨雪交加，无论孤身一人还是约上三两好友，烧烤都是让好吃的朋友们风雨无阻的最爱。

但这样让人欲罢不能的美食，却一直顶着“不健康”的头衔，关于烧烤的危害不绝于耳。比如“烧烤致癌”“吃 1 个烤鸡翅等于抽 6 根香烟”“吃 1 个烤鸡腿等于抽 60 根烟”，尤其是“烤焦煳发黑的部分要切掉，吃了会得癌症”。

不仅网络上这么说，身边的亲朋好友也这么说，很多家长也都是这样教育孩子的。然而我们收到粉丝留言，提到日本抗癌协会最新发布的“防癌十二条”，已经取消了“不吃焦煳食物”这一说法。

“防癌十二条”新老版比较

	预防癌症十二条（1978）	预防癌症十二条（2011）
第 1 条	营养摄取要平衡，不偏食，不偏味	不抽烟
第 2 条	每天饮食要变化，不长期吃同样的食物或服同一种药物	不抽二手烟、三手烟
第 3 条	避免吃得过饱，节制脂肪摄取	控制饮酒量
第 4 条	尽量不喝酒，尤其不酗酒	均衡饮食
第 5 条	少吸烟或戒烟	减少盐分较多的食品
第 6 条	多吃纤维食物，保持适量维生素 A、C、E 等	尽量避免蔬菜、水果摄入量不足
第 7 条	少吃盐，不吃过烫的食物	适量运动
第 8 条	不吃焦煳食物	维持正常体重
第 9 条	不吃腐烂食物	预防和治疗病毒及细菌感染
第 10 条	避免强烈的日光浴，不要过分晒太阳	定期做癌症筛查
第 11 条	适当进行体育锻炼，不要过分疲劳	如果发现身体有任何异常，请立即就医
第 12 条	经常洗澡，保持身体清洁	掌握正确的癌症知识，是预防癌症的第一步

我们对比了下新老版“防癌十二条”，可以看到“不吃焦煳食物”这一条，确实在新版“防癌十二条”中消失了。这是不是说明，烧烤对身体无害，可以尽情吃了？

烧烤中的致癌物

高温下，烧焦的食物中最常见的有害物质有两种：苯并（a）芘（以下简称“苯并芘”）和杂环胺。

苯并芘是 1 类致癌物，也就是已确定对人类致癌，主要为油脂被火高温焦化而成。

杂环胺致畸致癌，由蛋白质在高温下受热产生。所以肉烤焦了是最容易产生杂环胺的，也就是焦黑部位不要吃的说法来源。

简单说就是，烧烤里一般有两种致癌物：

苯并芘 = 油脂 + 火；

杂环胺 = 蛋白质 + 高温。

苯并芘检测结果

我们以明火和非明火两种方式烤制了鸡翅、羊肉串、五花肉、鱼这几种大家常吃的食物，对它们进行了苯并芘检测。实测结果如下：

明火	苯并芘（μg/kg）	非明火	苯并芘（μg/kg）
整个鸡翅	2.6	整个鸡翅	未检出
鸡翅焦黑部位	未检出	鸡翅焦黑部位	未检出
羊肉串	未检出	羊肉串	未检出
五花肉	未检出	五花肉	未检出
烤鱼	未检出	烤鱼	未检出

备注：新鲜鸡翅送检也并未检出苯并芘

非明火方式制作的烤肉烤鱼烤鸡翅都没有检测出苯并芘，而使用明火的烤串中，只有整个鸡翅的样品检出了苯并芘。我们猜测，这可能跟鸡翅烤的时间最久有关。

有传闻称，吃1个烤鸡腿等于抽60根烟，这有根据吗？鸡翅又如何呢？

我们查阅了相关资料，国内20种香烟苯并芘的平均含量为每根8.5ng。按照本次检测的数据计算下来，吃1个烤鸡翅等于抽6根香烟。以下为解题思路：

1个烤鸡翅（去骨20g）苯并芘含量=2.6×1000÷（1000÷20）=52ng

香烟苯并芘平均含量为8.5ng/根（1μg=1000ng）

1个烤鸡翅÷1根香烟=52ng÷8.5ng≈6

注：此处依据本次检测数据计算得出，结果仅供参考。

如果是重达100g的鸡腿，重量约合5个鸡翅，那其中的苯并芘含量就是30根香烟中的苯并芘含量。这么看，吃1个200g的烤鸡腿，还真有可能等于抽60根香烟。当然烧烤并不能简单地就此和香烟画上等号，毕竟香烟中的有害物质远不只苯并芘，还有亚硝胺、酚类、焦油、尼古丁等几十种。而且，烧烤一般不会顿顿吃天天吃，但烟民们的烟可是半天都离不了的。

都说不能抛开剂量谈毒性，国标规定烤肉中的苯并芘限量为

5μg/kg，这么看，烤鸡翅确实未超标。但致癌物和其他有害物质不同，我们通常认为有 DNA 损伤性的致癌物，是没有安全剂量的。

接触致癌物就像抽奖一样，买（吃）的次数越多，中奖（得癌症）的概率越大。买了彩票就可能中奖，而国标只是设置了一个令大家尽可能不中奖的数值而已。

苯并芘作为明确的 1 类致癌物，尽量减少接触很有必要。毕竟仪器只能检出一定含量，未检出也有可能是含有极少量苯并芘的。

食物烤焦烤黑还能吃吗？

我们检测了被列为 2 类致癌物的 MeIQ、MeIQx、PhIP、IQ 四种杂环胺，它们可能对人类致癌。结果所有烤串里都没有检测出这四者。

让我们意外的是烤焦黑的部分，既没有检出苯并芘，也没有检出杂环胺。我们推测，苯并芘这种致癌物，更多是烤肉中的油脂滴落到炭火上，产生了大量含苯并芘的烟，然后熏蒸到烤肉的表面和肉质中。也就是说，烧烤产生的烟里致癌物的含量，可能比烤肉中的还要高。

这么看，切掉煳了的部位也不一定能减少两种致癌物的危害。当然了，烤煳的部位既没营养也不好吃，不吃也无妨。

烧烤有“毒”怎么办

关于“烧烤有毒”这个说法，据传源自“世界卫生组织全球十大垃圾食品”，以及日本于20世纪80年代公布的“防癌十二条”。

都说“十大垃圾食品”的说法源自WHO，但这实际上是以讹传讹。估计大家都是这么传的：我听那谁说的，那谁听那谁谁说的，那谁谁听那谁谁谁说的……最后到底是谁说的？不知道。如果按照英文单词解释，别说，还真是who（谁）说的！

虽然没有确切出处，但经过国内媒体的传播和反复报道，“烧烤烤焦了会致癌”这个观点已逐渐成了大家的共识。而经过这次检测，大家可以看到，我们确实没有检出可能致癌的四种杂环胺，而焦黑部位的苯并芘含量还没有整个烤鸡翅中的多。

我们只测了一次烧烤的数据作为参考，虽然看这次检测的结果好像没什么大问题，但老爸评测还是要建议大家，高盐高油的烧烤少吃，毕竟1个鸡翅里还是有6根烟的苯并芘量的。特别喜欢吃烧烤的朋友，请参考以下建议：

· 最好用非明火的方式烤肉，比如烤盘或电烤。

· 如果用明火自己烤自己吃，请减少烤的时间，尽量离炭火远一些，烟也会少一些。或者选择让后厨统一烤，一般后厨都有抽油烟机。

· 吃烧烤的次数不宜过频。

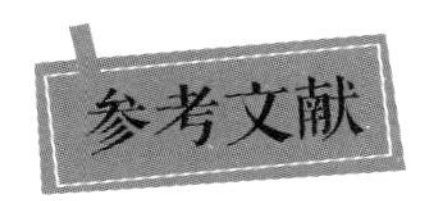

◎ 黄曙海，葛宪民，汤俊豪. 国产香烟主流烟雾中多环芳烃的含量 [J]. 环境与健康杂志，2006，23（1）：46-48.

◎ 李云. 食品安全与毒理学基础 [M]. 成都：四川大学出版社，2008.

◎ がんを防ぐための新 12 か条：日本癌症学会 [EB/OL]. [2020-08-01]. https://www.jcancer.jp/about_cancer_and_checkup/%E3%81%8C%E3%82%93%E3%82%92%E9%98%B2%E3%81%9012%E3%81%8B%E6%9D%A1.

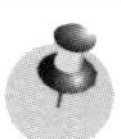

07 妈妈说：吃橄榄油身体倍儿棒吃嘛嘛香！真的吗？

如果说板蓝根是国民“神药”，那橄榄油绝对可以称得上是食用油中的“万能油”。“最适合人体营养的油”“植物油皇后”“地中海甘露”“适合所有年龄段的人”……太多的光环围绕着橄榄油。

可是，橄榄油真的是你以为的那样吗？

橄榄油真的是高端食用油吗？

地中海一带居民是最早食用橄榄油的，而“地中海式饮食”也是近些年被推崇的。“聪明的”营销者对于地中海人健康的饮食结构避而不谈（比如要吃大量的水果蔬菜谷物，多吃鱼类禽类，限制红肉，还要规律地运动），只把健康长寿归功于橄榄油，这样的“高端食用油”，却有大批人买账。

的确，地中海式饮食中是建议用橄榄油替代黄油，即我们常说的用不饱和脂肪取代饱和脂肪的摄入，这确实是一种健康的饮食习惯。

地中海人喜欢初榨橄榄油的口味，最常见的吃法就是直接淋在沙拉上或作为烫蔬菜的蘸料。对，没错，单纯只是迷恋这种味道!

国际橄榄协会（International Olive Council）划定橄榄油等级时，除了考虑压榨方式和酸度外，最重要的一个指标就是人工官能测试，就是像品酒师品酒一样鉴定橄榄油的味道，从而将初榨橄榄油分成三六九等。但吃大豆油或菜籽油长大的你未必能消受得了这种味道。

橄榄油是油橄榄果实经压榨而成，全世界橄榄油集中产自欧洲地中海沿岸和部分南美地区。我国没有大范围引种油橄榄，因此销售的橄榄油特别是初榨橄榄油基本依靠进口。

我国进口橄榄油中初榨油不超过 40%，其他的都是精炼橄榄油与橄榄果渣油，但目前市场上售卖的几乎都是特级初榨橄榄油。

优质的初榨橄榄油是将新鲜采摘的果实在 24 小时之内冷榨而成，因此在原产地初榨橄榄油的生产时间只能在每年的 10 月底到第二年的 1 月底之间。

而国内销售的橄榄油都是成批量从欧洲进口后进行二次包装的，标注的日期大多是灌装日期而不是实际生产日期，正规的做法应该是按照原产地的生产日期来标注。

我们来算算，一瓶进口的橄榄油到你手上要多久：

橄榄油从原产地到中国至少要 3 个月，进口后在中国灌装也至少要 2 个月。所以我们购买到的橄榄油，实际上已经损失了近半年的保质期。

橄榄油真的是健康的代名词吗？

橄榄油含有约 70% 以上的单不饱和脂肪酸（油酸）和少量的多酚类化合物，与其他植物油相比并没有明显的优势。

有营销者号称橄榄油可以降低心脑血管的发病率，可以防癌抗癌。确实，美国食品药品监督管理局（FDA）在 2004 年批准橄榄油使用时，提到了橄榄油与冠心病之间的关系。

这个声明的前提是，在每天饮食总量不变的情况下，用 23g 的橄榄油等量替代每天摄入的饱和脂肪，可能有利于减少冠心病的发生。

注意，等量替代并不是多多益善，降低风险也不等于不会发生。况且这只是一项研究，还未有定论。

FDA 同时也批准了双低菜籽油以及芥花籽油同样作用的声明。比较下来，选择橄榄油，难道只是因为橄榄油价格高？

除此之外，营销者也不会放过橄榄油中存在的那一点点抗氧化物质——维生素 E 以及多酚类化合物。虽然抗氧化剂在人体内的作用尚不明确，但是在营销界早已号称“防癌、抗癌”多年。

看到这里，如果你还是执迷于抗氧化物质而选择橄榄油，那需要注意两点：

初榨！生吃！

初榨橄榄油烟点低，并不适合中餐的煎炒烹炸。市场上某人气产品在这点上还是“知己知彼”的，为了让国人没有拒绝的理由，用其“专业的”态度打造了适合中式烹饪的橄榄油——混合橄榄油。

混合橄榄油中大部分是精炼橄榄油（橄榄果初榨后剩下的果渣再经压榨提炼的橄榄油），虽然烟点提高了，但抗氧化物质和橄榄油特有的香味已所剩无几。混合橄榄油确实更适合用来煎炒，但跟其他的精炼植物油也就没有什么区别了。

另外，从橄榄油脂肪酸的组成上来看，橄榄油中的人体必需脂肪酸 α－亚麻酸含量极低，并不适合作为日常烹调油长期食用。

橄榄油适合孩子吃吗?

既然橄榄油不适合作为日常烹调油，那适不适合给小孩子吃？

许多家长一听到橄榄油是欧洲进口又是贵族用油，就判定这是最适合孩子食用的，马上买来给宝宝制作辅食。

老爸评测提醒各位家长：

橄榄油作为宝宝辅食用油没问题，但不能只给宝宝单纯用橄榄油，否则可能影响智力发育！

花生四烯酸（ARA）和二十二碳六烯酸（DHA）是婴幼儿大脑和视力发育过程中的必需物质。但很遗憾，这两种最重要的脂肪酸在橄榄油中的含量很低。从这个角度看，橄榄油真的不适合宝宝。

橄榄油毕竟是一种植物油，同样要符合膳食指南中对于烹饪油每天 25~30g 的限量。健康的饮食结构才是最重要的，而不是一边吃高脂饮食，一边指望橄榄油来解决前者带来的问题。

老爸评测提醒各位家长：

橄榄油在欧美国家只不过是一种常见植物油而已，之所以进入中国被神话、被塑造成高端食用油，有一部分是出于商业利润的需要。

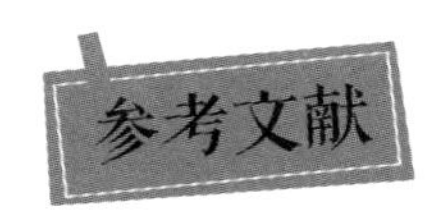

◎ 中国营养学会 . 中国居民膳食指南 2016[M]. 北京：人民卫生出版社，2016：214-215.

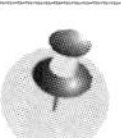

08 腹泻和便秘时吃的可不是同一种益生菌！选错了吃再多也没用！

要说近几年健康保健界最火热的角色，益生菌绝对有实力争夺首位。不仅市场上衍生出很多益生菌类产品，而且不少家庭都常备益生菌产品以作不时之需。虽然益生菌很火热，但如何定义它，我国目前还没有标准。为了让大家看清益生菌的真相，指导大家科学购买，在2019年5月29日的“世界肠道健康日”，中国营养学会发布了《益生菌与健康专家共识》。

不是所有能吃的菌都能称为益生菌，老爸评测就来和大家聊聊，什么样的益生菌能吃还有用。

益生菌的定义

益生菌是活的微生物，当摄入充足的数量时，会对我们的身体产生健康益处。多少量算充足呢？临床试验有效果的剂量至少是 108CFU/g。

这些才是你可能需要的益生菌

出于安全性考虑，我国只允许部分菌种用于食品或保健品。按照 2016 年卫生健康委员会颁布的《可用于婴幼儿食用的菌种名单》，目前可用于食品和保健品的分别有 35 种和 22 种。可用于婴幼儿食品的有且仅有 9 种菌株。

序号	菌种名称	拉丁学名	菌株号
1	嗜酸乳杆菌（仅限于 1 岁以上）	*Lactobacillus acidophilus*	NCFM
2	动物双歧杆菌	*Bifidobacterium animalis*	Bb-12
3	乳双歧杆菌	*Bifidobacterium lactis*	HN019
			Bi-07
4	鼠李糖乳杆菌	*Lactobacillus rhamnosus*	LGG
			HN001
5	发酵乳杆菌	*Lactobacillus fermentum*	CECT5716
6	短双歧杆菌	*Bifidobacterium breve*	M-16V
7	罗伊氏乳杆菌	*Lactobacillus reuteri*	DSM17938

但不是所有能吃的菌都叫益生菌！专家指出：只有在进行分离鉴定、安全评价及功能试验后且符合益生菌概念的，才能称为“益生菌”。说白了就是，试验证明有效的才是“益生菌”。

所以，结合我国允许使用的菌种和大家感兴趣的健康效果，我们整理了一份证据级别比较高的益生菌名单。实用性不多说，建议收藏备用。

成人益生菌名单

<table>
<tr><th colspan="3">证据比较强的效果（1 级证据）</th></tr>
<tr><th>益生菌效果</th><th>益生菌、益生元种类</th><th>备注</th></tr>
<tr><td rowspan="4">抗生素引起的腹泻</td><td>含干酪乳杆菌 DN-114、保加利亚乳杆菌和嗜热链球菌发酵的酸奶</td><td></td></tr>
<tr><td>嗜酸乳杆菌 CL1285 和干酪乳杆菌（Bio-K+ CL1285）</td><td></td></tr>
<tr><td>鼠李糖乳杆菌 LGG</td><td></td></tr>
<tr><td>布拉氏酵母菌 CNCM</td><td></td></tr>
<tr><td>乳糖消化不良</td><td>含保加利亚乳杆菌和嗜热链球菌的酸奶</td><td>缓解不适症状</td></tr>
<tr><th colspan="3">可能有用的效果（2 级证据）</th></tr>
<tr><th>益生菌效果</th><th>益生菌、益生元种类</th><th>备注</th></tr>
<tr><td>成人急性腹泻</td><td>酿酒酵母</td><td>仅限保健食品</td></tr>
<tr><td rowspan="2">预防难辨梭状芽孢杆菌感染相关性腹泻</td><td>嗜酸乳杆菌 CL1285 和干酪乳杆菌 LBC80R</td><td rowspan="2"></td></tr>
<tr><td>含干酪乳杆菌 DN-114、保加利亚乳杆菌和嗜热链球菌的酸奶</td></tr>
<tr><td rowspan="4">幽门螺旋杆菌</td><td>动物双歧杆菌亚种乳酸（DSM15954）</td><td rowspan="4">辅助治疗和减少副作用</td></tr>
<tr><td>鼠李糖乳杆菌 LGG</td></tr>
<tr><td>罗伊氏乳杆菌 DSM17938</td></tr>
<tr><td>嗜酸乳杆菌、保加利亚乳杆菌、两歧双歧杆菌、嗜热链球菌和低聚半乳糖</td></tr>
</table>

儿童益生菌名单

证据比较强的效果（1 级证据）		
益生菌效果	益生菌、益生元种类	备注
非酒精性脂肪肝炎 NASH	长双歧杆菌 W11+ 低聚果糖	
肠易激惹综合征	植物乳杆菌 299v（DSM9843）	
	凝结芽孢杆菌和低聚果糖	
	婴儿双歧杆菌 35624	
	动物双歧杆菌 DN-173 010+ 酸奶（含嗜热链球菌和保加利亚乳杆菌）	
	鼠李糖乳杆菌 LGG、鼠李糖乳杆菌 LC705、费氏丙酸杆菌谢氏亚种 JS DSM7067、动物双歧杆菌亚种乳酸 Bb12	
	低聚半乳糖	
功能性便秘	乳果糖	

老爸评测建议

1. 选择标明菌种、菌株的产品。可惜很多商家只标注菌种，不标注具体的菌株号。

2. 选择活菌数量高的产品。临床试验有效果的剂量一般都在108~1011CFU/g。

3. 选含有益生元的产品。比如低聚果糖、低聚半乳糖、菊粉、乳果糖等。益生元不仅是益生菌的食物，自身对人体也有益。

4. 温水冲服，尽快饮用。水温最好低于 40℃，太高会使益生菌“出师未捷身先死”。

5. 按需选择，咨询医生。想在正确的时间吃到正确的菌还是挺难的。是否需要服用，咨询医生或营养师等专业人员是更好的选择。

整理下来发现，虽然益生菌对成人效果还不错，但对于儿童，明确的效果并不多。大家常挂在嘴上的增强免疫力、治疗湿疹等效果，都还没有太多试验可以证明。想起目前益生菌产品的现状、家长们对其的需求度，这样的结果不免有些让人失望。

益生菌不是万能的，不同菌的效果也是不同的。益生菌再健康，也不是“包治百病”的“神物”。除了以上我们总结的菌种，其他菌种是否有作用，不能只靠商家的一面之词，还是得留给科学和时间来证明。

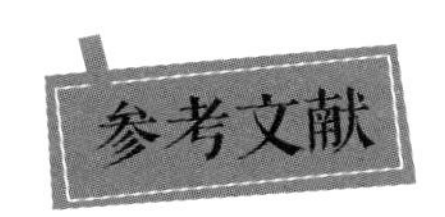

◎ World Gastroenterology Organisation practice guideline: Probiotics and prebiotics[J]. Arab Journal of Gastroenterology，2009，10（1）：33-42.

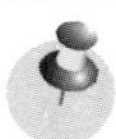

09 每天吃两个苹果，可降低胆固醇？

每年的年关，都是一年一度的体检时间。想起体检报告上那几项异常指标中，“胆固醇偏高”几年来雷打不动赫然在列。

手里的鸡蛋、牛奶、肉包子、零食顿时不香了，忍不住仰天长叹：我该怎么救救这该死的胆固醇啊？

不过最近网上发布的一则新闻：“一天俩苹果，控制胆固醇”，让大家燃起了希望。

一天两个苹果，可降低胆固醇？

原来这是英国一所大学做的一项新研究实验，结果显示常吃苹果有助于降低胆固醇，有益心血管健康。

这项研究让 40 名（23 名女性，17 名男性）轻度高胆固醇血症受试者分成两组，除了正常饮食外，一组每天吃两个苹果，另一组喝同等糖分热量的饮料。8周后，间隔4周，再将两组的饮食方案对调，继续8周试验。20周的试验期过后，结果显示，两组受试者的体重、腰围和体脂并没有区别，但在吃苹果期间，受试者的总胆固醇、低密度脂蛋白胆固醇和甘油三酯都有所降低，微血管扩张反应更明显。

因此研究团队认为，苹果中含有的生物活性多酚和纤维（主要是果胶）对降低胆固醇、改善血管功能起到了有益的作用。

吃苹果组 VS 对照组

	吃苹果组	对照组（喝同等热量的饮料）
多酚摄入量	990mg	2.5mg
膳食纤维摄入量	8.5g	0.5g

这样看来，“每天一苹果，医生远离我”还是有一定道理的。

但是另一组受试者竟然是喝饮料，这个和吃苹果进行对照让人有些疑惑，是不是少喝饮料也有一定的效果呢？

而且苹果其他的营养素真的不高，一天吃两个苹果差不多400~500g，已经超过了《中国居民膳食指南2016》推荐的每天吃200~350g水果，那其他水果还要不要吃了？

此外，一天吃两个苹果会摄入不少的糖，给身体带来额外的负担。说出来你可能不信，苹果皮上的有益物质可比果肉多得多呢！

营养物质	能量 kcal/100g	膳食纤维 g/100g	钾 mg/100g	维生素 C mg/100g	维生素 A IU/100g	维生素 K μ g/100g
削皮的苹果	48	1.3	90	4	38	0.6
苹果皮	87.43	12.14	257.57	9.91	195.71	16.37
苹果皮/削皮的苹果	182%	934%	286%	248%	515%	2728%

注：数据来自美国农业部

胆固醇可怕吗?

不过话说回来，胆固醇真的那么可怕吗？偏高一点的话需要这么在意吗？

实际上，胆固醇虽然名声不太好，但它也不是全无用处。细胞膜、胆汁、维生素 D 的合成还需要它发光发热。

血浆里的胆固醇其实有“好胆固醇”和“坏胆固醇”之分，也就是高密度脂蛋白和低密度脂蛋白的区别。“坏胆固醇”负责将胆固醇从肝脏运送到其他组织以供使用，但它多了就会在血管形成斑块阻塞血管。

而“好胆固醇”则将多余的胆固醇从组织中清除，运回肝脏进行“回炉重造”或者“废物利用”。

也就是说，胆固醇高不好，但是“坏胆固醇”高了更不好。

如果胆固醇只是偏高一点的话，也并不是鸡蛋、肉什么都不能吃了，也没必要吃鸡蛋不吃蛋黄。只要将每天胆固醇的摄入量控制在 300mg 以内一般就没有什么问题了。

至于正常人无须杞人忧天，没必要太过于限制胆固醇的摄入。快捡起牛奶、鸡蛋和肉开心吃吧，它们真的很香！

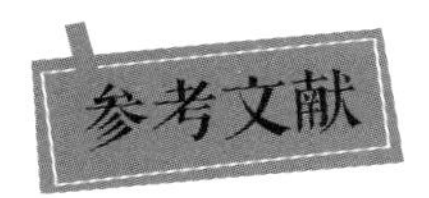

◎ KOUTSOS A，RICCADONNA S，ULASZEWSKA M M，et al. Two apples a day lower serum cholesterol and improve cardiometabolic biomarkers in mildly hypercholesterolemic adults: a randomized, controlled, crossover trial[J]. The American Journal of Clinical Nutrition，2020，111（2）：307-318.

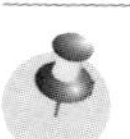

10 颠覆认知！这才是这款“垃圾食品”的正确吃法！

不知从什么时候开始，方便面被归类到了“垃圾食品”里。不少人嫌弃它，自己不吃，也不让家人食用。也有一部分人十分好这口儿，即使听说了它怎么怎么不好，也欲罢不能，一定要吃它。

关于方便面的传闻从未停止过：方便面里都是防腐剂，吃一包需要解毒 32 天；没营养的“垃圾食品”。甚至连泡面桶也逃不过，说泡面桶内壁有一层蜡，这层蜡有毒致癌……确实，方便面之前是有过一些不好的新闻，但我们也实话实说，大家对方便面的误解，太深了。

方便面真的有毒吗？到底能不能吃？应该怎么吃？老爸评测这就为大家一一解“毒”。

解“毒”一：方便面防腐剂太多，有毒？

很多人觉得方便面“有毒”，是因为配料表里的防腐剂太多了。

其实方便面的面饼经过油炸或干燥，几乎可以做到完全脱水，微生物在这个条件下是很难生存的。另外，方便面的调料包也经过了杀菌处理。

也就是说，从面饼到料包，它们本身就可以防腐，再额外添加防腐剂不是画蛇添足吗？再说了，添加防腐剂方便面成本必然增加，为了保证利益最大化，谁会去“添”这个“足”呢。宣传方便面防腐剂有毒的朋友，可能对防腐剂过于敌视了。

解“毒”二：方便面添加剂有毒？

很多人觉得，即使没有防腐剂，那还有添加剂呢，添加剂吃多了也不好。但如果没有这些添加剂，方便面其实很难做出现在这样的色、香、味、口感及安全性。

由于添加剂的种类太多，无法一一列举，这里就简单给大家举几个例子，大家就能理解为什么需要添加这些了。

添加剂种类

类别	添加剂	功能
着色剂	栀子黄、姜黄素、核黄素、β-胡萝卜素、焦糖色	改善色泽，让方便面看起来更有食欲
增味剂	谷氨酸钠、呈味核苷酸二钠、琥珀酸二钠	增强方便面的风味
抗氧化剂	维生素E、茶多酚	延缓油脂氧化变质，延长面饼的保质期
酸度调剂	碳酸钾、碳酸钠、柠檬酸	调节酸碱度，让面条延展性更强
增稠剂	黄原胶、海藻酸钠、瓜尔胶、乙酰化二淀粉磷酸酯	增加面条弹性和滑溜溜的口感
乳化剂	羧甲基纤维素钠、磷脂、聚甘油脂肪酸脂	增加韧性，让面条不易断
抗结剂	三聚磷酸钠、磷酸二氢钠、六偏磷酸钠、焦磷酸钠	保持面饼的松散，煮面或泡面时快速吸收水分
水分保持剂		增加面条的吸水力，让面条保持Q弹

我们特意买回来一些方便面，看了下它们的配料表，确实有点长，大家会担心也是能理解的。但密密麻麻的添加剂，看着虽多，其实添加量很少。就拿抗结剂和水分保持剂来说，GB2760-2014《食品安全国家标准　食品添加剂使用标准》规定在方便面中的最大使用量为0.5%。正规品牌产品中的这些添加剂都是符合国标要求的，是合法的。安全性方面大家无须担心，它们不是毒药，“32天排毒”的说法纯属无稽之谈。

解“毒”三：泡面桶也有毒?

泡面桶也难逃脱“有毒”的魔咒。泡面桶比面饼的“毒性”更厉害，据说它内壁上有一层蜡，泡发时会进入到方便面中，吃了会致癌……其实泡面桶内壁上的那层膜，是食品级的聚乙烯（PE）淋膜。我们常用的保鲜膜、保鲜袋也有PE材质的。食品级PE与食物接触是安全的，即使沸水泡面也无须担心。

解“毒”四：方便面是“垃圾食品”？

很早的时候，方便面就被扣上了“垃圾食品”的帽子，和它一样命运的还有火腿肠、饼干、冰激凌、罐头等。

其实“垃圾食品”这种说法只在民间流传，官方并没有这一说法，世界卫生组织也从未发布过什么“垃圾食品”的名单。说白了，这就是咱老百姓自己造出来的一个词，后来传得广了，被大家用来形容不太健康的食品而已。

事物都有两面性。大家都说方便面不健康，主要是因为它营养不够均衡，且含盐量太高。

但其实从营养上来看，方便面可以给我们提供能量、蛋白质、脂肪、碳水化合物以及少量的维生素和矿物质。而且在特殊场合，它能方便我们快速充饥补充能量，相比某些路边摊和“苍蝇馆”，它其实要更清洁、更安全。所以方便面不仅是出行时的常备食物，也是常见的应急救援食品和支援偏远地区的食品。

没有那么多“垃圾食品”，只有不健康的饮食习惯罢了。如果我们在吃方便面时，能加点蔬菜和鸡蛋，少放调料包少喝汤，一样可以达到营养均衡。

还有，如果大家嫌方便面脂肪太高，可以选择非油炸面饼的方便面。

“毒”已解！各位看官吃客，方便面如此美味便捷，赶紧改掉不健康的饮食习惯，放心大胆地吃起来！

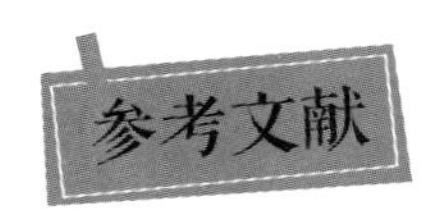

◎ 中华人民共和国国家卫生和计划生育委员会．食品安全国家标准 食品添加剂使用标准: GB 2760-2014[S]. 北京: 中国标准出版社，2015.

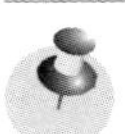

11 贫血 = 补铁？如何科学地补铁

坊间流传这样一句话：贫血就是缺铁，缺铁就会贫血。很多家长为了给孩子补铁，除了补充铁剂外，大枣、菠菜、红糖、红豆、花生、阿胶等食物也要补个不停。

关于补铁，到底哪些传闻是靠谱的？下面就来一一揭晓。

1. 贫血 ≠ 缺铁

我们血液里有一种细胞叫“红细胞”，它的功能主要是运输氧和营养物质。一旦血红细胞低于正常范围，就不能运输足够的氧和营养物质到各个器官和组织，这就是贫血。

贫血的原因细分起来有几百种，大家所熟知的缺铁性贫血只是其中一种。并不是所有的贫血都是由缺铁造成的，所以首先要去医院查清楚贫血的原因，不然补再多的铁也是徒劳，过量补充铁还会导致铁中毒。

2. 什么食物能补铁

膳食铁分为“非血红素铁”和“血红素铁”。

非血红素铁在体内的吸收比较麻烦，要先与结合的有机物分离，再被还原成二价铁后才能被吸收。这就导致它的吸收率大大降低，仅为10%。

非血红素铁主要存在于植物性食物和乳制品中。大家常挂在嘴边的补铁食物大枣、菠菜、红豆、花生、木耳等，确实都含铁，但其中的铁元素都属于非血红素铁，所以这些食物并不能起到很好的补铁效果。

血红素铁是可以直接被人体利用的，所以吸收率远高于非血红素铁，平均吸收率为25%。当体内铁缺乏时，吸收率甚至可高达40%。

血红素铁主要存在于动物性食物中，比如动物红肉、内脏和血制品。也就是说，天天吃大枣、菠菜，补铁效果可能还不如吃块肉来得实在。所以，补铁，首选血红素铁。

3. 膳食铁中的例外

不是所有的膳食铁都遵循上述规律，说其中几个大家都关注的。

例外一：鸡蛋黄。

鸡蛋黄虽属于动物性食物，铁含量也比较丰富，但因为鸡蛋黄中卵黄高磷蛋白与铁离子的结合能力非常强，导致铁吸收率极低，所以吃鸡蛋黄补不了多少铁，尤其是宝宝的辅食要富含铁，强化铁的米粉、肉泥要比鸡蛋黄好很多。

例外二：红糖。

别看红糖是红色的，但是里面几乎不含铁，喝红糖水补得最多的是糖，并不能补铁。

例外三：阿胶。

阿胶是驴皮熬制而成的一种胶原蛋白产品，跟我们常吃的猪皮冻没有太大差别。阿胶里面的铁含量极低，对补铁没啥作用。

另外，从营养学上来说，阿胶的胶原蛋白是一种劣质蛋白，可别奢望吃进去的胶原蛋白会长在脸上、胸上。

例外四：铁锅。

有人说铁锅炒菜可以增加菜中的铁含量，但这样补铁的效率并不高，因为通过铁锅得到的铁为非血红素铁。

更何况中国人自古就喜欢用铁锅炒菜，如果真的能够有效补铁，哪还会有那么多缺铁性贫血的人呢？

事半功倍的补铁小妙招

1. 钙可以抑制铁的吸收，所以钙和铁不要同一时间补。

2. 维生素 C 可以促进铁的吸收，补铁期间注意同时补充。

3. 补铁期间尽量少喝茶、咖啡和可可，它们会抑制铁吸收。

一般婴幼儿、孕期和哺乳期女性、生理期女性、素食者、长时间运动以及患胃溃疡等消化疾病的人群比较容易缺铁，要特别注意这方面。

如果缺铁比较严重（是否严重，建议去医院检查，别主观臆断），或者不适合膳食补铁的人群，就要选择补充铁剂了。

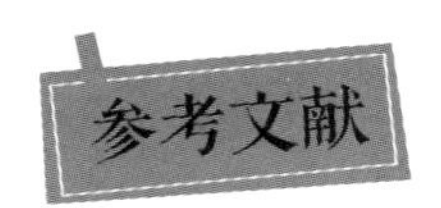

◎ 中国营养学会 . 中国居民膳食营养素参考摄入量 [M]. 北京：中国轻工业出版社，2000：218-230.

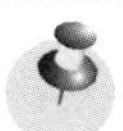

12 这个大家摇头拒绝吃的食物，其实杀菌又抗癌？

本小节开始前，先请大家猜一个谜语。

兄弟七八个，围着柱子坐。

大家一分家，衣服就扯破。

（打一植物）

没错，谜底是一种植物，也是一种食物，是一种厨房里常备调味品。北方人吃面的时候要来几瓣，吃饺子的时候也要搭配着，而南方女孩大多摇头拒绝食用，觉得吃过以后口气太重。我想聪明的大家一定猜到了这个谜底就是大蒜。

大蒜能去腥、提味、杀菌，同时还有助健康的效果，民间素有“春天食蒜祛风寒，夏天入蒜解暑气，秋天吃蒜避时疫，冬天食蒜暖肠胃”的说法。

除此之外大蒜还被称为“抗癌之王”，大家也经常会听到“大蒜防癌”的说法，那么这种说法真的靠谱吗？

大蒜抗癌，这是真的吗？

这其实要从大蒜中含有的一种叫“大蒜素”的物质说起。大蒜素可以抑制致病微生物的生长和繁殖。我们平常担心吃腌菜和隔夜菜，是因为这些菜里的亚硝酸盐可能会被肠道里的细菌转化成致癌的亚硝胺，而大蒜素可以抑制肠道里的这些细菌。也就是说，大蒜素间接减少了致癌物，对减少癌症的风险有一定帮助。

但是直接说大蒜可以抗癌就不太靠谱了。毕竟大蒜能否抑制肿瘤，相关的研究还较少，而食用大蒜降血脂的作用也存在争议。

除此之外，大蒜素这个东西还比较特别。新鲜完整的大蒜里是没有大蒜素的，只有蒜氨酸。而当大蒜被切开或拍碎后，接触了空气，蒜氨酸酶立即激活，蒜氨酸被催化成大蒜素，这才有了“大蒜味”。

试着回想一下，未剥开的大蒜是不是几乎闻不到什么气味，一旦切开、碾碎就会有一股浓重的蒜味？这个“蒜味”就是大蒜素。不仅如此，大蒜素不耐热，加热大蒜的话就会损失大蒜素。这样看来，还是生吃大蒜效果最好。

一天可吃多少大蒜

大蒜也不是吃得越多越好！世界卫生组织建议每天吃 2~5g 大蒜，大约是 1~2 瓣蒜。因为生吃大蒜对肠道有强烈的刺激，大蒜在杀死致病菌的同时也会杀死益生菌，肠胃不适的人还是少吃。另外不要空腹生吃大蒜，空腹食用可能会引起胃灼热、恶心、呕吐和腹泻。如果在服药期间食蒜，大蒜可能会影响一些药的效果，所以一定要注意看药品使用说明和注意事项。

大蒜是让人呈现出爱恨两极分化的食物，爱者嗜蒜如命，恶者见之退避三舍。不可否认的是，大蒜中的大蒜素确实对防癌有一定的积极效果。可是我们不应将其神化，不该夸大它的功效，更不能把它当作抗癌药物服用。毕竟，大蒜只是一种日常食材，而且不可过多生吃。

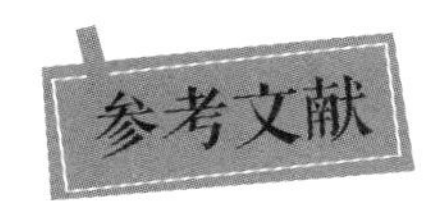

◎ 吃好每天三顿饭 . 这种“调味品”能防癌，关键在于怎么吃！[EB/OL].（2019-08-21）[2020-06-01]. https://mp.weixin.qq.com/s/MrNDq94tULm00MzF9wKpxg.

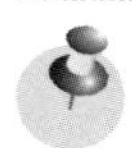

13 这些食物发芽也没毒，别再傻傻扔掉了！

发芽也能吃的食物

1. 发芽更有营养——豆类

绿豆或者黄豆发芽后，维生素 A 和维生素 C 含量会增加不少，活性成分异黄酮也要比豆子本身中的含量高，而含有的嘌呤、植酸和胰蛋白酶抑制剂活性则会减少。其中，嘌呤摄入过多会增加痛风风险，植酸会影响铁、钙等矿物质的吸收，而胰蛋白酶抑制剂则会影响蛋白质的消化吸收。也就是说，绿豆、黄豆经过发芽成了我们常见的黄豆芽、绿豆芽后，营养价值得到了提高。

2. 发芽也能吃——大蒜和胡萝卜

大蒜、胡萝卜发芽后不会产生毒素，还能食用。只是大蒜、胡萝卜发芽表明它们已经老了，口感大不如以前。介意口感的，可以尝试着把它们做成盆栽，既不浪费食材，还赏心悦目。

3. 能吃但要注意——红薯、花生和生姜

红薯、生姜和花生仅仅只是发芽的话，并不会产生什么有害物质，还是可以吃的。只是适合发芽的环境条件下，也很可能导致红薯、花生和生姜发生霉变。

红薯霉变会产生一些毒素，生姜腐烂会产生黄樟素，对身体健康产生影响，不宜食用。而花生受到霉菌污染的话，会生成最强致癌物之一的黄曲霉毒素。

发芽了绝对不能吃的食物

发芽、发青绝对不能吃——土豆

大多数根类的食物发芽了还是可以吃的。但土豆发芽或者发青，会产生很多有毒物质，包括龙葵素。因此，发芽、发青的土豆不建议食用！

土豆还比较硬，发芽较小，把发芽部位挖去，加热熟透吃，在物资非常紧张的情况下尚可尝试；如果是发芽比较多的土豆，就直接扔掉吧。

发青的土豆如果不好判断土豆皮下面的颜色，还是丢掉，也最好不要购买。

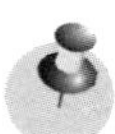

14 别再继续了，这样吃水果，是减不了肥的！

很多减肥瘦身人士都喜欢不吃晚饭，用水果代替晚餐。确实，水果富含维生素、矿物质以及膳食纤维，且相对能量较低。吃对了水果，不仅有助于减肥，还对某些慢性病的预防有好处。

但实际上，很多朋友实践的效果都不尽如人意。那是因为，你们都吃错啦！

在这一小节，老爸评测就来说说怎样吃水果才能减肥。

1. 吃对时间

饥饿前可以适当吃点水果。这有助于提升血糖，避免过度饥饿，更容易控制正餐食量。

千万别等饥肠辘辘的时候再吃，那时水果就会变成开胃小菜，让食欲大增从而导致暴饮暴食。

可以在两餐之间吃，尤其是代替甜点、零食。此外，吃饭时当成凉菜或代替部分主食也是不错的选择。

2. 吃对量

中国营养学会建议水果要天天吃，每天要食用 200~350g 新鲜水果。如果你正在减肥，那么每天的水果量可以控制在 200g，一个拳头左右。

特别要注意，果汁不能代替水果！

果汁通常会添加糖、香精等。除去了果渣，营养价值降低不说，还额外增加了很多负担。

不去渣的自制果汁是个不错的选择，但很容易摄入过多。比如，橙子一次可以吃 1~2 个。但换成橙汁的话，5 个橙子榨出的橙汁也可以一次轻松喝完。

所以控制好量是关键，自制果汁再好喝也不要贪杯哦。

3. 吃对水果

除了榴梿和牛油果以外，水果的脂肪含量通常在 1% 以下。除了香蕉之外，绝大多数水果淀粉含量也很低。减肥的人群除了要注意这些水果外，最好选择糖分低一点的水果。

但吃起来甜≠含糖量高，比如草莓、西瓜、甜瓜、杨梅、杏等。

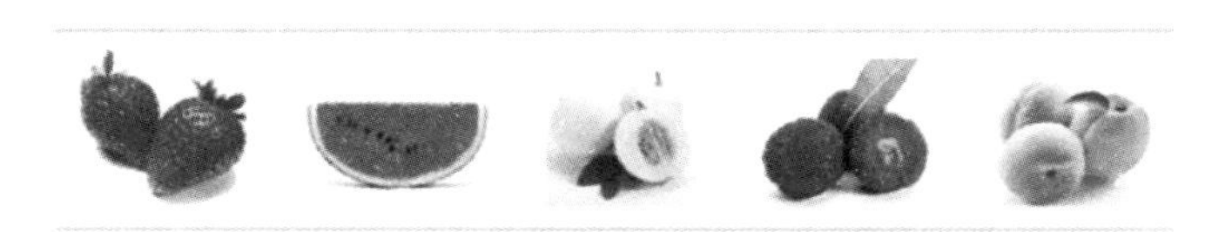

吃起来并不甜的水果却可能是“蜜罐”，比如鲜枣、山楂、百香果、火龙果、石榴等。

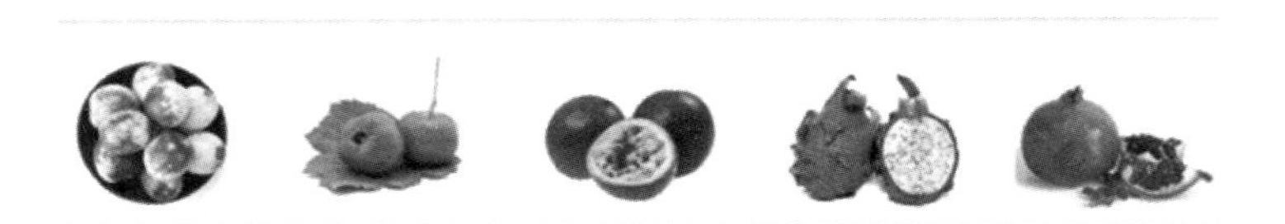

当然还有些吃起来甜，糖含量也确实不低的，比如香蕉、波罗蜜、雪梨、柿子等。

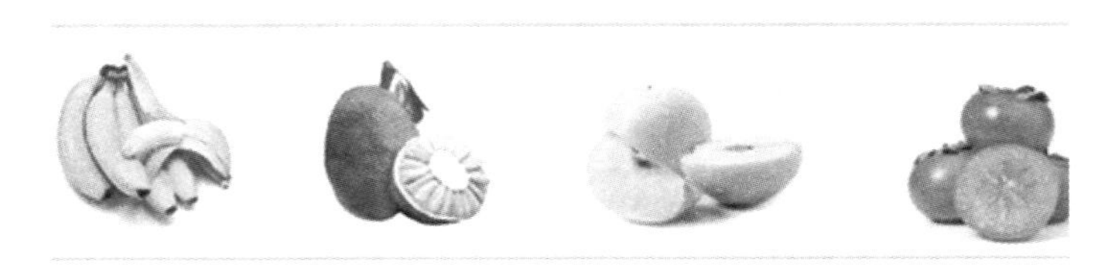

如果要评出一个减肥期间的水果之王，那番茄一定当之无愧。不同水果营养相差较大，不要盯着一种水果使劲吃，建议挑选当季的时令鲜果每天轮换着吃。

另外不建议食用放置过久或干瘪的水果。

4. 吃对方法

有些人不吃白米饭，但是喜欢边看电视边用勺子吃西瓜，半个西瓜轻松下肚。

一个中等大小的西瓜约 5kg，去掉皮和籽可食部分差不多也有 3.5kg，半个西瓜相当于一次吃了两碗半米饭。这样吃不但不减肥，反而更容易发胖。

还有些人为了减肥干脆连饭都不吃了，完全用水果代替正餐。这种方法非常不可取。刚开始体重确实会明显下降。那是因为钾摄入量增加，而钠摄入量大幅度减少，导致体内水分排出，减的是水分，并不是脂肪。

另外，只吃水果饱腹感比较差。即使水果吃到撑，身体依然处于营养饥饿的状态，会让你更想吃其他食物。吃，就会前功尽弃，不吃，营养又摄入不足。长此以往，肌肉会流失，代谢率也会下降。如果再恢复到正常饮食，势必会反弹，还要为此付出健康的代价，得不偿失！

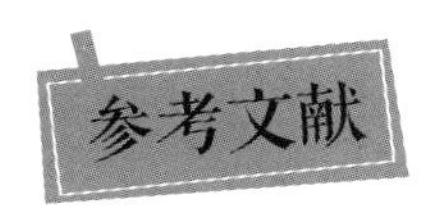

◎ 中国营养学会 . 中国居民膳食指南 2016[M]. 北京：人民卫生出版社，2016：57-71.

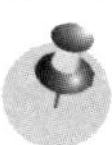

15 过期食品能不能吃？

大家选购食品时都会看保质期，会尽可能选择新鲜的食品。超市中打折促销的食物，一般都是临近保质期的。一直以来，大家对食品保质期有很深的误解。

很多人都认为保质期内的食品是安全的，过了保质期是绝对不能吃的，会对身体有害，甚至临近保质期的食品也要扔掉。真相到底是什么呢？

保质期是怎么定义的

所谓保质期，就是食物在既定的温度、湿度、光照等贮存环境参数下保持品质的期限。“既定的贮存环境”是指包装上说明的贮存方法，且在没拆封的情况下，两个条件缺一不可，不然是达不到标注的保质期的。比如某巴氏杀菌牛奶，在冷藏的条件下

（2~6℃）不拆封可以保存 15 天，但如果把喝了一半的牛奶放在桌子上，可能一上午就会坏掉。而保持的“品质”指的是感官质量、营养价值、食品安全、色泽、质构和风味等。所以保质期不仅要保证食品是安全可食用的，还要保证食品的风味、质地和营养等属性要在一定的水准。

哪些食品过了保质期也能吃

有些食品过期了并没有不安全的问题，这种食品的保质期类似于“最佳品味期限”，可能只是不太好看或不太好吃，也可能是没那么有营养了，仅此而已。

这种食品大多属于常温保存的食品，比如罐头食品、纯牛奶、饮料、米面、饼干、奶粉等。冷冻食品和过期一段时间的酸奶，也是可以食用的，前提是未拆封且按要求贮存。当然还有一个很重要的条件，那就是你不觉得它难吃。

有些食品是没有保质期的

由于食品种类实在是太多了，没办法对保质期做统一标准要求，也很难有一个统一的方法来验证，所以保质期一般是由厂家根据理论分析和实验结果确定的。每个厂家的原辅料、包装材料、工艺和技术都有差异，所以同类产品的保质期也会不同。

当然也不是每一种食品都有保质期，在GB7718-2011《食品安全国家标准　预包装食品标签通则》中，规定了几种可以免除标示保持期的食品：酒精度大于等于10%的饮料酒、食醋、食用盐、固态食糖类、味精。

这些食品无须标示保质期，因为酒精和醋酸本来就有抑菌效果，糖和盐可以增加食物渗透压让微生物无法生存，所以即使糖和盐吸潮结块了，它们的品质可能会有所下降，但并不影响食用。

保质期内的食品就一定安全吗?

食品保质期受多种因素的影响，并不是一成不变的。很多人觉得把食物丢进冰箱就万事大吉了，可事实并非如此。经常开关冰箱或放太多食品都可能导致冷藏温度高于4℃或冷冻温度高于-18℃,这为加快食品变质提供了有利的条件。还有拆了封的食品，或者经过反复解冻化冻的食品，都有可能还没过保质期就坏掉。

我们提倡吃过期食品吗?

食品变质是一个从量变到质变的过程，不是在保质期内就安全无忧，一过保质期就变成了毒药。当然，我们并不是劝大家去吃过期食品，我们还是提倡在保质期内吃完。毕竟有很多食物过了保质期会有食品安全方面的隐患，比如需要冷藏的食品和一些现制售食品等（酸奶除外）。平时生活中，除了看保质期外，大家可以多留心食品的实际状态，具体食品具体分析。这样，在保证食品安全的同时，也能尽量减少不必要的浪费，何乐而不为呢？

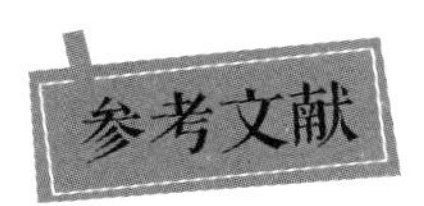

◎ 中华人民共和国卫生部 . 食品安全国家标准 预包装食品标签通则：GB 7718-2011[S]. 北京：中国标准出版社，2012.

◎ 中国食品工业协会 . 食品保质期通用指南：T/CNFIA 001-2017[EB/OL].（2017-6-30）[2020-06-01]. http://www.csres.com/detail/311256.html.

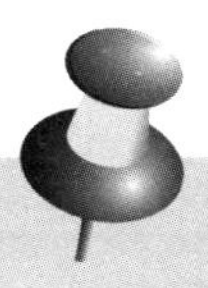

第二部分

美妆，用对了才美

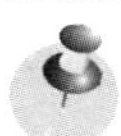

01 头发毛糙、干枯、分叉，可能是因为你不懂这些！

念书的时候，男生们开玩笑时常常会说：“头可断，血可流，发型不可乱。” 选错发型毁颜值，选对发型如“换头”。正因为如此，爱美人士无时无刻不在“折腾”着自己的头发。关于头发，以下几点你可以了解下。

容易造成头发损伤的原因

1. 烫染容易损伤毛发的毛鳞片和角蛋白，从而损伤发质

频繁烫染，头发会变得脆弱、易断，甚至导致脱发。发质不好的人应尽量避免烫染。但是爱美的朋友们大概是做不到不染烫，那就尽量减少染烫的频率，给宝贵的头发喘息的机会，这样才能更持久地美下去！

2. 头发湿润的时候梳理最伤头发

总有人说，洗完头的第一步一定是用梳子梳顺，这样头发好打理而且还会柔顺！事实上，在头发湿润的状态下梳头是很伤头发的。

头发呈柱形结构，最里面是毛髓质，中间是毛皮质，最外层是毛鳞片。

最外层的毛鳞片是翘起的，遇水更容易打开，在这个时候拿梳子去梳更容易损伤毛鳞片。时间长了，毛鳞片会脱落，头发内部结构会进一步受损，头发就会出现干枯、毛糙、脱发等现象。

3. 营养不良发质也会变差

头发是一种蛋白质，它的成长过程需要多种 B 族维生素和微量元素的帮助，而这些营养都来自食物。在缺乏营养的时候，头发会生长缓慢，发质变差、变脆弱，也容易脱落。为了瘦而节食减肥的朋友们要注意了。

洗发水的选择

为了减少发质损伤，需要选择安全、温和的洗发水，减少对头发的刺激。那么，我们要如何选择一款适合自己的洗发水呢？

1. 两种情况不选

（1）配方表中有月桂醇硫酸酯钠，并且排在靠前位置的，不选。这种成分具有去污、乳化等作用，清洁力强，对头皮刺激大。记住这7个字——月桂醇硫酸酯钠，英文名 Sodium Lauryl Sulfate，简称 SLS。

（2）配方表中有甲基异噻唑啉酮、甲基氯异噻唑啉酮、DMDM 乙内酰脲、咪唑烷基脲的，不选。这些都是不推荐添加的防腐剂，一般在配方表较后面位置。

排除了以上两点之后，选择也就没那么困难了，因为市面上很大一部分的洗发水，都已经被排除了。

列表如下：

中文名称	英文名称
月桂醇硫酸酯钠	Sodium Lauryl Sulfate
甲基异噻唑啉酮	Methylisothiazolinone
甲基氯异噻唑啉酮	Methylchlorosiothiazolinone
DMDM 乙内酰脲	DMDM Hydantoin
咪唑烷基脲	Imidazolidinyl Urea

2. 要柔顺，用硅油

市面上大部分洗发水（护发素）都会添加硅油，硅油具有很好的柔顺作用，便宜又好用。

常见硅油成分有：聚二甲基硅氧烷、聚二甲基硅氧烷醇、氨端聚二甲基硅氧烷。反正有“硅”这个字，基本都不会错。

3. 天生油腻，咋办

如果本身头发较油腻，可以尝试无硅油洗发水，以阳离子调理剂代替硅油。最常见的成分代表是：聚季铵盐和瓜尔胶羟丙基三甲基氯化铵，这些成分能起到抗静电、柔顺作用。

实际上，头发确实很油腻的人并不多。过分强调控油，一则因为商家洗脑太严重，二则有人天生不喜欢油腻，非要感受到类似用香皂洗完澡后的那种肤感，才以为是彻底干净了，才舒心。殊不知，这是一个很大的误区，也是 SLS 洗发水、皂基香皂、皂基洗面奶大行其道的原因之一（还有一个原因是便宜、成本极低）。

其实目前市面上很多打着控油旗号的产品中都没有控油成分，只是用 SLS 或皂基把人体分泌的油脂彻底洗掉。这叫去油，不是控油。

我们洗的是自己的身体发肤，不是锅碗瓢盆。彻底去油，那是洗洁精的事！更何况，油脂洗得过于彻底，反而会加速油脂的分泌。仔细想想，你是不是越使用控油产品反而油脂分泌越旺盛？

如果远离 SLS 和皂基一阵子后头发还是油腻的话，你可以去寻找有控油成分的洗发水，比如含有维生素 B_6（吡哆素）、PCA 锌等成分。

以上提及成分名称列表如下：

中文名称	英文名称
聚二甲基硅氧烷	Dimethicone
聚二甲基硅氧烷醇	Dimethiconol
氨端聚二甲基硅氧烷	Amodimethicone
聚季铵盐	Polyquaternium
瓜尔胶羟丙基三甲基氯化铵	Guar Hydroxypropyltrimonium
维生素 B_6	Pyridoxine
PCA 锌	Zinc PCA

4. 头屑

去屑洗发水的主要成分多为：吡啶硫酮锌、吡罗克酮乙醇胺盐、氯咪巴唑、水杨酸。这些成分有一定的刺激性，建议含有这些成分的产品使用频次不宜过高。

引起头屑的原因有很多，情况比较严重的，建议就医。

列表如下：

中文名称	英文名称
吡啶硫酮锌	Zinc Pyrithione
吡罗克酮乙醇胺盐	Piroctone Olamine
氯咪巴唑	Climbazole
水杨酸	Salicylic Acid

商家宣传的那些神奇功效，最好听过就忘。真相不在广告上，不在产品正面的那些大字上，而在背后成分表的那些小字里面。日化行业已经极其发达，商业巨头们早已悄悄实现了垄断，能够根据用户的不同需求，生产出不同性状、颜色、气味的产品。

市面上的大部分洗发水，主要框架都是表面活性剂 + 香精 + 色素 + 防腐剂。你说什么？植物提取精华？醒醒吧，朋友。除非这些提取物排在配方表的很靠前位置，否则，你就当没看见吧！

如何减少损伤

怎样做才能减少对头发的损伤呢？除了选择安全、温和、刺激性低的洗发水外，我们还建议：

· 尽量避免频繁烫染；

· 洗发过程和梳理过程要轻柔；

· 湿发的时候不梳理；

· 重视使用护发素，使受损的头发得到修复；

· 健康饮食，不节食。

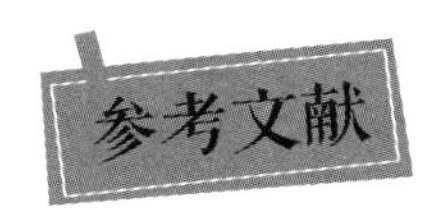

◎ 安原原 . 头发损伤对其性能影响及水分在损伤过程中的作用研究 [D/OL]. 浙江：浙江理工大学，2015[2020-06-01]. https://kns.cnki.net/KCMS/detail/detail.aspx?dbcode=CMFD&dbname=CMFD201502&filename=1015564373.nh&v=MDk1NzVUcldNMUZyQ1VSN3FmWU9ab0ZpSGhVYnJJVkYyNkc3YStHdExMckpFYlBJUjhlWDFMdXhZUzdEaDFUM3E=.

◎ 杜荣昌，王侠生，朱敏，等 . 头皮屑的发生及去屑香波的应用 [J]. 中国麻风皮肤病杂志，2002,（03）：244-245.

◎ 王云，刘武良，刘培，等 . 洗发水导致头痒的原因分析及对策 [J]. 广东微量元素科学，2013，20（5）：67-70.

◎ 石静 . 洗发水中硅油在洗发过程中发挥的作用及原理 [C/OL]. 探索科学 2016 年 5 月学术研讨 . 2016[2020-06-01]. https://kns.cnki.net/KCMS/detail/detail.aspx?dbcode=CPFD&filename=GLGY201605001327.

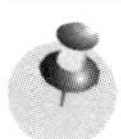

02 你想知道的防晒知识都在这里！

1. 一年四季都要防晒吗？

一年四季都有紫外线，都需要防晒，只是夏天紫外线强烈，更需要防护。

2. 防晒霜通常在哪个步骤涂抹？

涂抹防晒霜在护肤的最后一步，在彩妆之前。清洁面部，擦上水乳霜后，就可以涂抹防晒霜了。

出门前15~30分钟，这个时间是留给防晒霜成膜用的。防晒霜成膜后才能尽最大的能力发挥作用。

如果没有提前涂抹防晒霜却着急出门，也不用担心毫无防晒效果。

3. 怎么涂抹防晒霜?

涂抹方法不对的话，不仅会让防晒霜搓泥影响美观，还会让防晒效果大打折扣。人体的皮肤表面是不平整的，有凹有凸，俗称“皮沟”和“皮丘”。平常涂抹用力过猛，为了均匀而来回揉搓，只会导致防晒霜进入皮沟处，而使防晒效果减弱。

正确涂抹防晒霜，可使用“四指法”涂抹，用 4 根手指伸直并拢朝一个方向轻轻抹匀，让防晒产品更多停留在凸起的皮丘处，避免只进入皮沟处而使防晒效果减弱。

牢记，防晒霜是不需要吸收的，不用大力揉搓和拍打。给它时间自然成膜，才是最有效的方法。

4. 涂完防晒霜太油腻，用吸油纸吸油后会影响防晒效果吗?

防晒剂大多是油溶性成分，吸油纸会吸走有效成分，影响防晒效果，用散粉控油会好一些。

5. 有防晒值的隔离霜可以代替防晒霜吗?

一般隔离霜的防晒值比较低，在冬季可以替代防晒霜。

而夏季室外紫外线强，还是要用防晒霜的。一般情况下需要涂够量才能确保防晒效果，而隔离霜我们通常都不会涂很厚。所以，大家还是乖乖涂防晒霜吧!

6.SPF 越高防护时间越长吗?

SPF 代表防护紫外线的能力，不代表防护时间。SPF50 表示有 1/50 的紫外线穿过，也就是说抵御了 49/50 的紫外线，而不是说能防护 50 个小时。

7. 怎么看防晒霜是物理防晒霜还是化学防晒霜?

看成分表里的防晒剂。只有二氧化钛、氧化锌的就是纯物理防晒霜。有甲氧基肉桂酸乙基己酯、胡莫柳酯、奥克立林、水杨酸乙基己酯等成分的，属于化学防晒霜。

8. 防晒霜多长时间补涂一次?

在室外活动，也就是在持续阳光下，化学防晒霜需要 2~3 小时补抹一次，物理防晒霜需 3~4 小时补涂一次。游泳或者大量出汗后，就得立即补涂了!

9. 防晒霜怎么补涂?

化妆的女性，可以考虑用含有防晒指数的气垫 BB、粉饼、散粉补涂，这样补妆和补防晒一气呵成。在室外或者太阳比较强烈的地方，建议重新上防晒霜以及上妆。

如果不化妆的话，补涂就比较方便了，直接加涂一层即可。

10. 孩子涂了防晒霜要怎么清洗？

儿童防晒霜一般用洗面奶、儿童沐浴露可以洗掉，不需要卸妆产品。

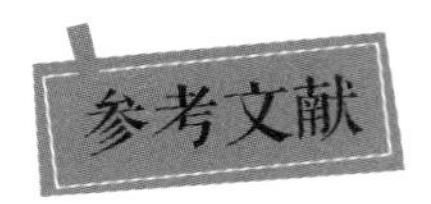

◎ 冰寒．素颜女神：听肌肤的话 [M]. 青岛：青岛出版社，2016.

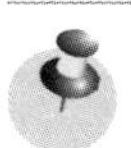

03 化妆品里的防腐剂很可怕？聊聊那些被误解的防腐剂

以前大家买化妆品，大多是看广告、听销售人员的，现在不一样了，大家都开始学着关注产品成分表，尤其关注上面标的防腐剂。

我们也常接到类似的咨询，有的读者发一张化妆品的成分表照片过来，想知道这里面的防腐剂好不好，希望我们可以解读。更有甚者，问某某防腐剂是不是有毒的。

防腐剂真的那么可怕吗？今天我们就聊聊防腐剂的那些事儿。

化妆品里的防腐剂是用来做什么的

防腐剂是用来抑制微生物生长的，确保化妆品的安全。

国家对化妆品里的微生物指标都是有要求的，不达标不能上市售卖。要想达标，就需要防腐剂的帮助。

化妆品中微生物指标限值

微生物指标	限值	备注
菌落总数（CFU/g 或 CFU/ml）	≤ 500 ≤ 1000	眼部化妆品、口唇化妆品和儿童化妆品 其他化妆品
霉菌和酵母菌总数（CFU/g 或 CFU/ml）	≤ 100	
耐热大肠菌群 /g（或 ml）	不得检出	
金黄色葡萄球菌 /g（或 ml）	不得检出	
铜绿假单胞菌 /g（或 ml）	不得检出	

注：引自《化妆品安全技术规范》（2015 年版）

另外，产品上标注的保质期、开封保质期都是经过严格防腐测试的，在不同温度、湿度下观察化妆品可以坚持多久不长菌。这些保质期可不是随随便便定下的，所以，建议大家，过期的化妆品最好还是别用了。

有人会问了，化妆品这么容易长菌的吗？以一瓶眼霜为例。

多效修护眼霜/
成分：水、聚二甲基硅氧烷、甘油、鲸蜡醇、异十六烷、乙醇、硬脂酸、角鲨烷、辛基聚甲基硅氧烷、辛基十二醇、丙烯酰二甲基牛磺酸铵 NP 共聚物、三乙醇胺、蜂蜡、矿油、硅石、硬脂醇、鲸蜡硬脂醇聚醚-25、丁二醇、微晶蜡、C177891、雏菊花提取物、聚二甲基硅氧烷醇、1,2-戊二醇、乳酸、二椰油酰乙二胺 PEG-15 二硫酸酯二钠、CI 77019、1,3-丙二醇、甜菜碱、绿毛山柳菊提取物、对羟基苯乙酮、卵磷脂、丙二醇、七叶树皂苷辛甘醇、黄原胶、EDTA 二钠、乙基己基甘油、石蜡、β-谷甾醇、橙皮苷甲基查尔酮、硬脂醇聚醚-20、丁醇聚醚-3、迷迭香叶提取物、柠檬酸钠、氧化锡、苯并三、唑基丁苯酚磺酸钠、柠檬酸、苯甲酸钠、氯己定二葡糖酸盐、三(四甲基羟基哌啶醇)柠檬酸盐、脱氢乙酸钠、浮游生物提取物、二肽-2、山梨酸钾、柠檬酸三工酯 CL 16035 棕榈酰四-7

可以看到，这里面有油（角鲨烷、矿油等），有水，也有营养成分（一些植物提取物等）。再加上化妆品是用在人皮肤上的，酸性和碱性都不宜太强，这样的环境实在太受微生物（细菌、真菌）欢迎了。

如果这一瓶眼霜不加防腐剂，在室内条件下很快就会发霉长菌，可能没几天你就要换化妆品了。相比某些成分的刺激性，使用发霉变质的产品给皮肤带来的危害更大。

正因为这些防腐剂的存在，化妆品产品才可以免受微生物污染，我们才可以每天安心地使用各种化妆品。某种程度上说，它们也算是爱美人士的守护者。

防腐剂对皮肤有没有伤害

防腐剂在抑制微生物生长的同时，有可能会刺激皮肤，导致皮肤敏感，这也许就是大家谈“腐”色变的原因吧。

其实每种防腐剂对皮肤的刺激性都各不相同，这取决于它们的种类、浓度等。

世界各个国家都对防腐剂的使用做出了严格规定，只要在允许使用的范围内，一般的化妆品都是安全的。只是不同个体对防腐剂的耐受程度不一，皮肤敏感的朋友需要多加注意。所以大家也不用谈“腐”色变，对防腐剂过度抵触。对于某些防腐剂（比如对羟基本甲酸酯，Paraben）致癌的传言，目前为止大多只是猜测，还没有确切证据，并且一般加量都很少，大家也不用过于担心。

无防腐剂化妆品是怎么回事

由于很多消费者会谈“腐”色变，所以有的商家为了顺应消费者的意愿，宣传自己的产品不含防腐剂，产品更温和、更安全。真相确实如此吗？真的有化妆品不含防腐剂吗？

不可否认，确实会有一小部分化妆品不含防腐剂，比如胶囊、安瓶之类包装的化妆品。这类化妆品通常量很小，全密闭包装，只要不开封，就可以长久保存。但开封后需要短时间内用完，因为开封久了会发霉长菌。

还有一类是纯油的护肤品，里面一点水分都没有，微生物无法生长。这类产品也不需要添加防腐剂，比如大家常见的霍霍巴油。

还有一部分是添加了有防腐功能的原料，但这些原料目前还不在国家的防腐剂名单里（国家准用防腐剂有 51 种），比如辛酰羟肟酸、1,2- 己二醇、1,2- 戊二醇、对羟基苯乙酮等。现在市场上绝大多数无防腐剂的护肤品都属于这种，这类原料功能很多，既可以防腐也可以抗氧化。因为没有纳入明确的规定，所以才会出现那么多宣传“无防腐剂”的化妆品。

成分：水、丁二醇、丙烯酸（酯）类/C10-30 烷醇丙烯酸酯交联聚合物、甘油聚醚 -26、番红花（CROCUSSATIVUS）花提取物、PEG-8 聚二甲基硅氧烷、积雪草（CENTELLA ASIATICA）提取物、三肽 -1 铜、生物糖胶 -1、黄原胶、糖类同分异构体、柠檬酸、四羟丙基乙二胺、辛酰羟肟酸、环糊精、柠檬酸钠、1,3- 丙二醇、乙基己基甘油、EDTA 二钠、1,2- 己二醇、双丙甘醇、对羟基苯乙酮这类有防腐功能的原料目前被认为是相对安全的，越来越多的产品开始使用，但由于使用时间比较短，其对皮肤是否有潜在危害还有待考证。

哪些是主流防腐剂

时代在发展，防腐剂也在更新迭代。以前用的防腐剂在使用过程中发现存在问题，就会被逐渐淘汰掉。

我们总结了下目前业内使用的主流防腐剂名单，都属于可以使用的。

主流防腐剂

中文	英文
属于国家准用防腐剂目录	
羟苯甲酯	Methyl Paraben
羟苯乙酯	Ethyl Paraben
苯氧乙醇	Phenoxyethanol
山梨酸	Sorbic Acid
山梨酸钾	Potassium Sorbate
苯甲酸钠	Sodium Benzoate
苯甲酸	Benzoic Acid
不属于国家准用防腐剂目录	
1,2-己二醇	1, 2-Hexanediol
1,2-戊二醇	Pentylene Glycol

续表

中文	英文
不属于国家准用防腐剂目录	
对羟基苯乙酮	Hydroxyacetophenone
辛酰羟肟酸	Caprylhydroxamic Acid
辛甘醇	Caprylyl Glycol
乙基己基甘油	Ethylhexylglycerin

当然，没有一种防腐剂能够被所有人的皮肤所接受。如果使用过程中皮肤出现不良反应，找出原因，想办法今后避免使用才是最重要的。尤其对那些过敏性肤质的人来说，就更加需要注意了。

防腐剂其实并没有那么可怕，可怕的是我们对防腐剂片面的认知。

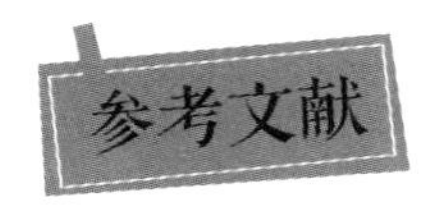

◎ 国家食品药品监督管理总局 . 国家食品药品监督管理总局关于发布化妆品安全技术规范（2015 年版）的公告 [EB/OL].（2015-12-23）[2020-06-01]. http://www.nmpa.gov.cn/WS04/CL2138/300091.html.

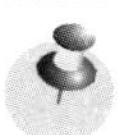

04 面膜敷不对，银子全白费——关于面膜的那点事儿

面膜人人都在敷，但不是人人都会敷，也不是人人都了解面膜。现在来给大家答疑解惑。

面膜中精华液越稠越有料？

并非如此！

确实，面膜中精华液越浓稠越能给人料足的感觉，稀薄的话就和水似的，感觉不值这个价钱。绝大部分厂家抓住消费者这种心理，你想要什么样的就给你什么样的，所以市面上我们见到的大部分面膜精华液都很黏稠。

实际上，面膜中精华液的稠度主要由增稠剂控制，用户想要多稠，生产商就能做多稠。

但是，这些增稠剂（比如黄原胶、卡波姆等）都是高分子，不会被皮肤吸收。增稠剂不仅对护肤没什么效果，而且一旦加多了，还会影响面膜里有效成分的吸收。

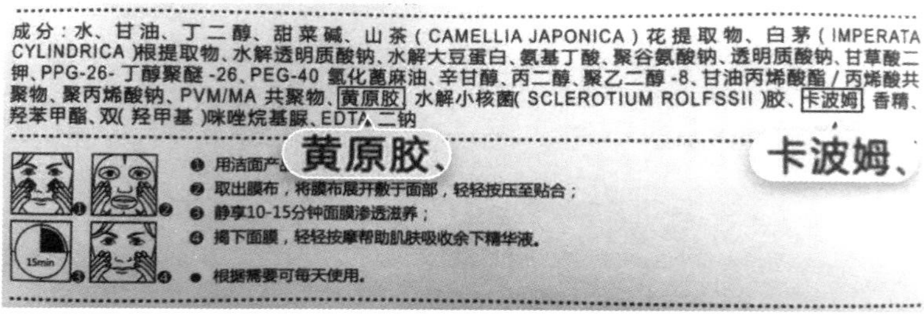

最理想的状态当然是面膜里不含增稠剂，但是为防止敷面膜的时候滴水，其中还是需要添加少量增稠剂。

面膜敷完要洗吗？

最好不要！

都说面膜保湿效果好，你可知道，敷完面膜洗掉后保湿效果为 0！

口说无凭，数据说话。以下是在恒温恒湿间检测三款面膜在使用前、使用后 10 分钟、使用后 120 分钟、清洗后 30 分钟皮肤水分的变化。

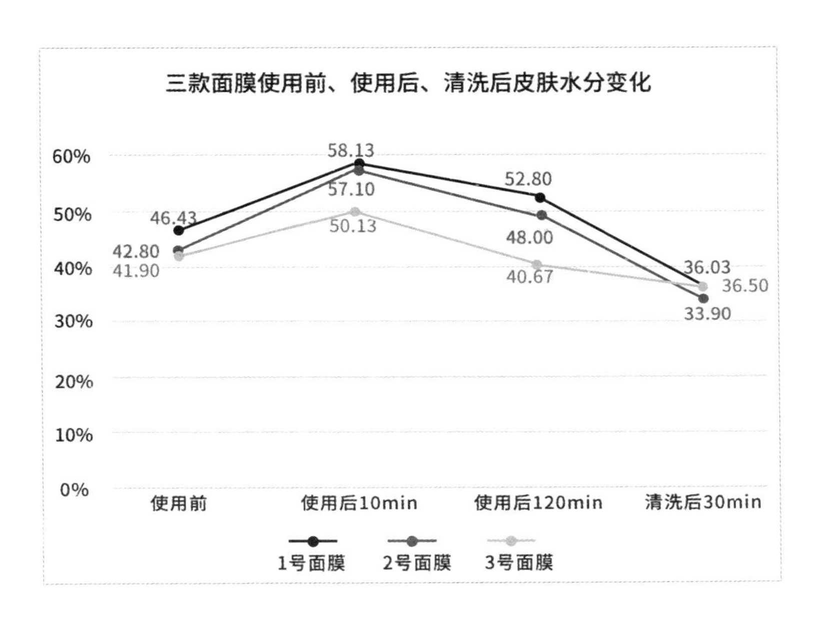

从上图可以直观看出，面膜使用前皮肤水分在45%左右，面膜使用后10分钟，皮肤水分升高了不少，120分钟后基本能保持在水分初始值。敷完面膜洗掉后30分钟，皮肤水分直接低于皮肤水分初始值。洗完之后，面膜的保湿效果已经完全消失！

在这样的事实数据面前，你还愿意在敷完面膜之后立刻洗脸吗？

正常情况下，好的面膜敷完之后不需要清洗。但是一般的面膜往往过于黏腻，湿答答的让人无法忍受，只好洗脸。再者有些面膜成分不太好，也不建议一直留在脸上。

但敷完面膜立即洗脸就失去了面膜的保湿效果，所以后续的护肤步骤一定要跟上，不要让皮肤“裸奔”哦！

面膜可以每天敷吗?

千万不要每天敷面膜！面膜即时补水效果好，但每天敷或者一天多次敷，则会导致过度水合，造成角质层受损到破坏皮肤屏障，让皮肤变得敏感和脆弱。所以，敷面膜一周 2 到 3 次即可。

面膜一次敷多久?

面膜一次敷 15~20 分钟即可，时间过长反而会导致皮肤里的水分被反向吸收。那些敷着面膜就睡着的朋友赶紧醒醒，起来做后续护肤过程吧!

如何挑选适合自己的面膜呢?

其实根据产品标注信息挑选相对靠谱的面膜并不难，总共分以下 4 步。

1. 判断成分顺序

这是入门技能，先看开头，再看末尾。

通常面膜里含量最高的应该是水，所以排在第一的应该是水。

末尾成分应该是防腐剂、香精，它们加量很少。

2. 内外包装的成分要一致

拿出面膜包装盒、单片面膜，查看两者包装标注成分是否一致。

这一步也很简单，简单到你会以为我们在开玩笑。

3. 成分表里有无刺激、易致敏成分

不管面膜广告宣传得多么天然，大家都要看清它的化学成分，牢记这句话：

天然护肤成分不一定能让你一夜回春，刺激的化学成分可是能让你一夜毁容。

说到要看化学成分，大家不必觉得吃力，因为它不考验你的知识储备，而是细心。在这里，我们把一些容易致敏、刺激性强的成分列出来，仅供参考。

（1）香精

化妆品里添加香精，主要是为了掩盖原料的气味，使化妆品散发出好闻的气味，吸引你的注意（因为目前大多数消费者主要靠香味判断产品的好坏）。

含香精的面膜有致敏的可能，尤其是敏感皮肤的消费者，建议在使用面膜之前进行过敏测试。严谨来说，每次用新护肤品时，都建议先在手腕、耳后进行测试。

（2）防腐剂

某些防腐剂是一类刺激大、容易致敏的成分。风险相对高的

防腐剂有 DMDM 乙内酰脲、咪唑烷基脲、甲基异噻唑啉酮、甲基氯异噻唑啉酮等。

好就好在，它们主要集中在成分表末尾，大家可以看看自己用的面膜有没有这类成分。

（3）其他要注意的成分

如果成分表中乙醇排在太靠前位置，说明酒精加量较多，对酒精过敏、皮肤敏感的人要注意。

4. 在正规渠道买靠谱产品

以上，我们总结了如何挑选相对靠谱的产品，但最后啰唆一句，建议通过正规渠道、平台购买，即使买到的产品有问题，也有售后可以做保证。

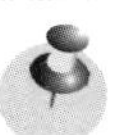

05 胶原蛋白

除了“瘦身”这个永恒的话题，“美白护肤”可能是女性同胞们最爱做的事了，谁不想“冻龄逆生长”。

不仅外用护肤品林林总总，各种口服的美容产品也开始大行其道，不夸张地说，朋友圈 3 个卖护肤品的微商里，就有 1 个在推广“胶原蛋白粉（口服液）”。

什么是胶原蛋白

网络上胶原蛋白的解释是“胶原蛋白是动物体内各结缔组织细胞外间隙的主要结构蛋白。其本质就是一种蛋白质，存在于动物的骨骼、皮肤等组织中，是结缔组织（通俗点就是皮、筋、软骨甚至血管这些东西）的主要组成部分。”

人的皮肤中 70% 都是胶原蛋白，它们在真皮中起着维持弹性、保持水分的作用，所以会有人想到用胶原蛋白护肤，以形补形。当我们去网络上搜索大家关于胶原蛋白的说法时，经常能看到“胶原蛋白 = 猪皮”这样的信息。

口服胶原蛋白产品有效果吗？

1. 真相是胶原蛋白消化后未必到达皮肤

和其他蛋白质一样，胶原蛋白经口摄入后会被人体的消化系统分解、代谢成氨基酸、二肽或三肽，并以这三种形式被肠道吸收进入血液，等待下一步重新组装。至于组装成什么以及能否被利用，那我们就不能确定了，更无法确定它们能否到达皮肤。

2. 真相是小分子胶原蛋白、水解胶原蛋白都只是广告

商家所宣传的小分子、低聚肽等所谓小分子胶原蛋白，只不过是替代了你的肠胃，帮你把胶原蛋白预先消化了，分解成二肽、三肽或氨基酸等产物，但实际上和你自己直接吃原始的胶原蛋白并没有什么区别。

有些研究发现二肽可能促进成纤细胞的聚集生长，于是有人开始推测补充水解胶原蛋白是不是可以补充胶原蛋白合成，从而有相关护肤保健功能。

2011 年 3 月，世界胶原蛋白巨头德国嘉利达向欧洲食品安全局（EFSA）申请批准“水解胶原蛋白保持关节健康”的健康

声明。而 EFSA 的科学委员会则干脆利落发布公告：这些研究无法支持这一结论。

综合来说，现在也并没有学术文献证实胶原蛋白可以改善皮肤，甚至还未证明小分子胶原蛋白有助于你的身体合成胶原蛋白。所以，基于科学理论和实验证据，不要相信商家鼓吹的功效。

3. 真相是羟脯氨酸含量不是越高越好

有些商家宣传羟脯氨酸是胶原蛋白与其他蛋白质的重要区别，羟脯氨酸含量越高越好。甚至某评测网站将羟脯氨酸含量作为胶原蛋白产品等级划分的主要依据。

而实际上羟脯氨酸的含量高低是和原料有关的。从深海鱼中提取含量就在 3%~5%，从淡水鱼中提取则在 6%~8%，从猪皮中提取约为 10%，再高就是明胶了。

如果说羟脯氨酸含量越高越好，试问自己，你愿意吃明胶吗？

胶原蛋白有两种“特有”的氨基酸：羟脯氨酸和羟赖氨酸。人体可以通过从其他食物中获取赖氨酸和脯氨酸来合成二者，不过这个合成过程需要维生素 C 的帮忙。而缺乏维生素 C 会使人体合成胶原蛋白发生障碍，严重的时候会导致血管破裂，也就是大家通常所说的“坏血病”。

补充胶原蛋白有营养作用吗？

有人会想，那我补充些胶原蛋白总会有些营养作用的吧?

可惜，这种想法恐怕只是一厢情愿。

胶原蛋白本身是一种“劣质”蛋白质，不但氨基酸种类不全，含量还不高，不是优质的蛋白质来源，还不如吃肉、鸡蛋或豆制品。

人体需要9种氨基酸，而胶原蛋白中只含有6种，且甲硫氨酸、组氨酸和色氨酸含量均小于1%，其他6种必需氨基酸含量也远小于鸡蛋蛋白。最要命的是胶原蛋白几乎不含色氨酸，一旦饮食中没有它，人体内各种蛋白质的合成都将发生严重障碍，也怪不得胶原蛋白经常被说成“营养价值极低”。

人体必需氨基酸含量对比（每100g）

种类	胶原蛋白	鸡蛋蛋白
赖氨酸	2.90g	7.17g
亮氨酸	2.40g	8.53g
缬氨酸	2.20g	6.09g
苏氨酸	1.90g	4.79g
苯丙氨酸	1.30g	5.30g
异亮氨酸	1.10g	5.44g
甲硫氨酸	0.60g	3.11g
组氨酸	0.50g	2.37g
色氨酸	0.00g	1.21g

所以，这么说了一大圈，喝一口胶原蛋白，基本等于啃一口猪皮。

你要是想通过猛吃猪皮、猪蹄、鱼皮等动物表皮组织来“永葆青春”，可能脸还没变白，身子就先变圆了，因为它们都有很多的脂肪。口服各种胶原蛋白产品，虽然没有这些脂肪的烦恼，但会附送你很多的糖和香精。

护肤品中加胶原蛋白有用吗?

市场上添加胶原蛋白的护肤品并不少，商家都声称“在化妆品中加入少量胶原蛋白”“直接涂抹可增加皮肤的营养和弹性、减少皱纹、延缓衰老”等等。那么，护肤品中的胶原蛋白真的可以补充到皮肤中吗?

人体的皮肤致密，任何大分子物质都不容易进去，胶原蛋白也不例外。涂抹后只是停留在了皮肤层，无法进入真皮层，更无法转化为皮肤自身的胶原蛋白。因此，外敷此类护肤品难以达到补充皮肤胶原蛋白的目的。

2012 年，雅芳就因在广告中宣称其产品由能修复受损皮肤组织的新胶原蛋白构成，被美国食品药品监督管理局警告涉嫌违法销售。

那么，护肤品中加入胶原蛋白到底有没有作用?

作用还是有的，胶原蛋白的保湿作用还是不错的。因为它的结构上有很多亲水的羟基，可以帮助皮肤锁住水分子。也就是说，护肤品中的胶原蛋白基本上就是起个保湿作用，不会增加皮肤本身的胶原蛋白。

如何保持皮肤健康

来跟老爸评测一起念口诀：

充足的睡眠，

适量的运动，

良好的心态，

均衡的饮食。

如果你确实发现即使生活不规律，通过吃胶原蛋白产品自己的皮肤也明显改善，那要提高警惕了，产品中有可能加入了雌激素。雌激素能明显改善皮肤，服用过某些避孕药的人都会有亲身体会。一旦停药，皮肤又恢复到之前的老样子了。

我们是一个很讲究吃的民族，饮食文化源远流长。但吃仅仅是吃，我们靠吃来供给身体需要的能量和营养。吃，并不能解决其他问题。如果吃能减肥能美白能延缓衰老，这个世界上还会有肥胖、黄黑皮肤和衰老吗？

其实对付这些问题的方法，作为成年人，大家心里都很清楚。健康的生活方式其实并不难，养成一个良好习惯只需要 21 天，咬咬牙也就坚持下来了。

改变并非一夜之间，但坚持去做真的会发生。

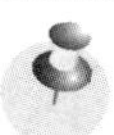

06 先天敏感肌？别闹了！

季节变化，皮肤总是第一个察觉到。气候有任何风吹草动，全都反映到脸上。立冬一过，很多人的脸开始泛红、干燥紧绷。作为敏感肌，该用什么样的护肤品？

你真的是敏感肌吗？

如果你的皮肤有以下情况，那么敏感肌已经盯上你了，要警惕了！

· 皮肤受损、角质层薄，容易干燥、紧绷、泛红；

· 用一些化妆品时出现瘙痒、刺激甚至刺痛感，耐受性差；

· 皮肤保水差，怎么补都不够；

· 皮肤水油失衡，外油内干，出现长痘、粉刺、闭口等。

如果你不确定自己是不是敏感肌，或者想知道自己处于敏感的哪一级别，建议去医院进行“乳酸刺激试验”检测——将10%的乳酸涂抹在鼻唇沟和面颊，在两分半和五分钟时评估刺痛程度，以及看有没有红斑。

根据刺痛程度以及红斑情况，敏感分为以下四级：

· 第一级不敏感，皮肤对外界刺激无反应；

· 第二级轻度敏感，皮肤对外界刺激敏感，但是可耐受，短期内自愈；

· 第三级中度敏感，皮肤对外界刺激敏感，不易耐受，短期内不自愈，但很少发生湿疹这样的疾病；

· 第四级高度敏感，皮肤对外界刺激反应明显，容易发生接触性皮炎、湿疹等疾病。

不幸成为敏感肌的手下败将，该如何拯救？对症下药的前提是弄清楚这个敏感肌到底是怎么来的。

敏感肌是怎么来的

除了少部分人运气不太好，天生敏感角质层薄，一激动就会脸红，遇光就会敏感之外，绝大部分人的敏感肌是“作”出来的！

绝大部分人的皮肤本来是健康的、滋润的、有光泽的。全靠皮肤天然的保护屏障——由皮肤角质层细胞、细胞间脂质和覆盖在皮肤表面的皮脂膜组成，保护咱们娇滴滴的皮肤！

在健康状态下，这层皮肤屏障就像一道城墙，抵御外界有毒有害物质，抵抗各种化学和物理刺激，抵挡紫外线，保湿还能自我调节。但是，皮肤屏障并非坚不可摧。不当的护肤行为容易导致皮肤屏障受损，这道城墙也就成了一道废墙。

如此一来，各种问题就找上皮肤了，敏感肌就是皮肤屏障受损的表现之一。

有哪些不当的护肤行为

1. 清洁不当——清洁过度

油性皮肤的人皮脂分泌旺盛，容易脸上爆痘，加上油光满面的总觉得没洗干净脸，于是频繁使用皂基洗面奶洗脸，就是为了把那层油洗掉，防止堵塞毛孔。

结果呢，在强劲洗脸的同时也洗掉了皮肤自身的一些皮脂。皮脂没了，皮脂腺会分泌更多的皮脂出来。你以为是自己洗得还不够干净，于是还在拼命洗，结果脸上更加油腻，陷入恶性循环！

洗坏了皮肤屏障，导致自己的皮肤保水力不足，虽然脸看上去很油，实际上却干燥得很。平常说的外油内干就是这么来的，这也就是所谓的油性敏感肌。

还有大家经常会被“种草”各种洗脸神器，配上磨砂、去角质、去黑头和过度卸妆，这些都会使角质层和皮脂膜受到伤害，造成皮肤屏障的损伤。脸真的没有想象中那么脏，不要像洗衣服一样，使劲搓！娇嫩的面部皮肤经不起瞎折腾。

除此之外，用过热的水洗脸会导致皮脂膜水解，也会导致皮肤屏障破损，切记切记！

2. 护肤过度

天天敷面膜的人可以停了！你这是在花钱毁自己的脸！

频繁使用面膜，皮肤的角质层会被大量水分软化，当时看上去皮肤又嫩又滑，殊不知你的角质层已经变得容易剥落，皮肤越来越脆弱。

还有把自己皮肤当成“试验田”的——乐于尝试各种化妆品、叠加使用多种化妆品和沉迷于“刷酸”、使用含酒精等刺激性较强化妆品的行为，都会造成皮肤屏障损伤。

自己的皮肤自己不好好爱护，还有谁会心疼呢？皮肤屏障受损很容易，修复起来可没那么容易！

我们要如何避免成为敏感肌呢？

首先，我们要做好基础的护肤工作。

为了避免加重敏感肌，在修复皮肤屏障的这段时间里，需要正确的基础护肤行为。做好基础护肤工作分三步走，适度清洁、合理保湿和加强防晒。

（1）适度清洁

我们的脸可不是脏抹布，经不起热水、皂基、使劲揉搓以及一天洗数次的操作。

一天用一次洁面产品足够了。用氨基酸洗面奶类温和的、刺激低的洁面产品，皂基、SLS 这些刺激性比较强的产品就收起来吧。

水温接近人体体温最为适宜，过热的水虽然有较强的去脂力，但也容易损伤皮肤屏障。

各种“洗脸神器”、去角质的、去黑头的、磨砂的产品可千万别频繁使用。你怎么粗暴对待你的皮肤，你的皮肤就会怎么“回报”你！

（2）合理保湿

保湿才是护肤的主要需求。做好基础保湿工作，选用成分安全、保湿效果好的乳液、膏霜等。

保湿效果好不好，就看成分表中有无封闭性好的油脂（霍霍巴油、角鲨烷、牛油果油、乳木果油等）和天然保湿因子（甘油、玻尿酸、尿囊素、PCA-Na 等）。

（3）加强防晒

无论你皮肤有没有受损，防晒都是必需的！无防晒不护肤。

皮肤屏障受损严重，选用物理防晒（防晒衣、遮阳伞）更为合适。而受损不是非常严重的，可选用一些物理防晒产品。

其次，我们可以选择使用修护皮肤屏障的护肤品。

皮肤屏障中细胞间脂质担任防止外界刺激、阻止水分挥发的重任。修复皮肤屏障的关键在于修复细胞间脂质。而细胞间脂质主要是由神经酰胺、脂肪酸、胆甾醇组成。我们在市场上能买得到的修复皮肤屏障的产品，不管是精华液、霜还是乳、油等都是靠补充细胞间脂质的组成成分（神经酰胺、脂肪酸、胆甾醇）来发挥效用。

（1）补充神经酰胺

神经酰胺对皮肤保湿修护有很好的作用。现在大多修复产品都含有神经酰胺，可以直接给皮肤补充缺失的神经酰胺。

（2）补充脂肪酸

有些护肤品里含有植物油脂（鳄梨油、杏仁油等），这些油脂可以为皮肤提供所需的脂肪酸。

（3）补充胆甾醇（胆固醇）

胆甾醇其实就是胆固醇，有些护肤品直接加入胆甾醇，以达到修复皮肤屏障的作用。

（4）添加抗炎舒缓成分

除此之外，某些修复产品还会加一些抗炎舒缓的成分（甘草酸二钾、红没药醇等），减少皮肤受到的刺激。

修复成分还有很多，以上列举的都是比较常见的。含有这些成分的产品在修复皮肤屏障、缓解干燥、避免炎症的方面会有效果，但是需要坚持使用。

老爸评测建议

敏感肌尽量不要化妆，反复卸妆会加重皮肤负担。适当的素颜换来一张健康的脸，怎么算都是值当的。不过，要做好长时间“裸脸”的准备，敏感肌修复起来真没那么容易！

另外，必须要停用激素类、酸类和含有刺激性成分的护肤产品。坚持正确护肤方式，敏感肌才有变好的可能；自暴自弃，破罐破摔，情况只会越来越糟糕。

当然，如果你的皮肤问题已经告急，那么一定要去正规医院，做医学检查，听医嘱。

最后，祝大家的皮肤都细腻健康。

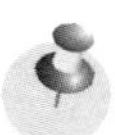

07 想要变白，得先了解这个！

为什么会变黑

讲美白之前，先讲讲我们为什么会变黑。我们肤色的决定者其实是由黑色素细胞产生的黑色素。

黑色素是个“多动症患者”。当皮肤长期受到紫外线照射，黑色素细胞中的酪氨酸酶被激活活性，黑色素就会产生。酪氨酸酶活性越高，黑色素越多。不安分的黑色素不会乖乖待在表皮底层，而是会慢慢转移到角质层，让皮肤变黑。

所以，黑色素是我们变白道路上的头号敌人！要想变白，一是做好防晒，从源头上减少黑色素产生；二是用美白产品抑制黑色素转移，拯救我们的黑皮肤。

美白产品真的有效?

那市场上琳琅满目的美白产品是靠什么来抑制黑色素以达到美白效果的呢?答案就是美白成分。

美白成分	作用
对苯二酚(禁用)、熊果苷、曲酸、壬二酸、传明酸等	抑制酪氨酸酶活性,影响黑色素形成
维生素 E、维生素 C 等	抗氧化,减少细胞中黑色素形成
烟酰胺等	阻止黑色素转移
果酸、水杨酸等	去角质

用在护肤品中的美白成分有很多,安全、稳定,同时又被广泛应用的莫过于烟酰胺。著名的 SKⅡ小灯泡、OLAY 小白瓶等产品都含有这种美白成分。当然表格中的美白成分都是比较常用的,每种成分都值得一说。

烟酰胺是维生素家族中的一员,存在于多种动植物中(肉类、蔬菜里面都有),可直接作用于黑色素,用拦住黑色素转移到角质层的去路的办法,来减缓黑色素细胞继续生成黑色素。黑色素生成少了,皮肤自然而然就白了。

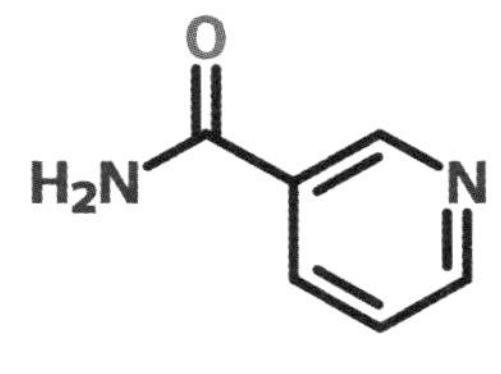

烟酰胺化学分子式

美中不足的是，烟酰胺容易受 pH 值影响。当 pH 值 =6 时，烟酰胺是最稳定的，pH 值稍有变化就会产生有刺激性的烟酸，使得一些人出现皮肤刺痛、泛红、发痒等问题，即我们常说的“烟酰胺不耐受”。

那该如何使用这种美白成分呢？其实，烟酰胺容易不耐受并不是绝对的，现在含烟酰胺的产品一般控制 pH 值在 5~7 之间，以减少烟酸的形成。想要美白的朋友，建议挑选正规、大牌产品。

第一次接触烟酰胺的朋友，要先在耳后测试是否耐受。如果皮肤出现异常请立刻停用。同时，不推荐烟酰胺和酸类产品一起使用。

使用美白产品皮肤可快速变白？

不行！大多美白产品只针对尚未形成的黑色素或者还没转移到角质层的黑色素，对于已经形成并跑到角质层的黑色素是没办法的！

需要多久才可能有效果？至少 28 天！

皮肤的新陈代谢需要 28 天。角质细胞大概 28 天会脱落，角质层里的黑色素也伴随着脱落。等新的角质层出现才能看出皮肤有没有变白，美白产品的效果才能显现。但 28 天是理想状态的时间，实际上，你的皮肤会受到各种因素影响，如紫外线等。所以可能要更长的时间。因此，那些号称可以快速美白的产品广告都是套路！

想美白或淡斑，还需注意什么

- 预防胜于修复，防晒更重要。
- 美白产品不要一次用很多种，以防适得其反。
- 选择产品要看清楚成分及浓度。
- 过敏测试很重要，适合自己的产品才是最好的。

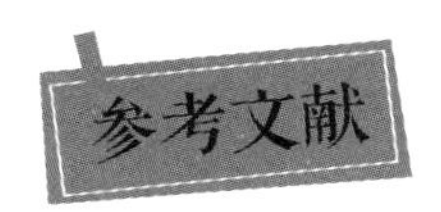

◎ 王瑞雪，赵珍，钟雁，等 . 几种常用美白剂协同作用研究 [J]. 日用化学工业，2014，44（10）：572-576.

◎ 施昌松，崔凤玲，李光华 . 烟酰胺在皮肤美白产品中的应用研究 [J]. 日用化学品科学，2005，28（2）：25-26，39.

◎ 潘建英 . 紫外线致黑作用及烟酰胺的防护效果研究 [D/OL]. 上海：复旦大学，2005[2020-06-01]. http://med.wanfangdata.com.cn/Paper/Detail?id=DegreePaper_Y772634.

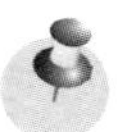

08 抗老指南来了，快上车！

就像暴露在空气中的苹果会被慢慢氧化变皱发黄一样，我们的皮肤也在日渐衰老，逐渐暗沉、出现皱纹、失去弹性。

可是我们怎么能眼睁睁看着这样的事情发生呢？我们总是想要和时间赛跑，要抗老，要和会让肌肤老化的自由基做抗争。

这时候富勒烯站了出来大声说："我可以！我能对付自由基！"

但这个富勒烯是个啥玩意？听着很陌生呀！凭什么认为自己有能力可以对付让肌肤老化的自由基呢？

富勒烯究竟是何方神圣

这个富勒烯和维生素 E、维生素 C、SOD（超氧化物歧化酶）等一样，是抗老成分大军中的一员，不少主打抗老的产品都添加了这个成分，光是在政府备案平台中主打富勒烯的产品就有

8000 多个。

说起富勒烯的能力，真的不小。作为化妆品业界钻石级成分，富勒烯被临床实验验证具有超强的抗自由基能力，讲述其抗自由基功效的文献浩如烟海。

证实效果	结果
美白效果	连续使用后黑色素指数降低
抗皱效果	连续使用后皱纹面积减少
改善痤疮	连续使用后面疱与炎症性皮疹减少
抗炎症效果	连续使用改善面部红点

而且，特殊的球体结构排列方式以及碳元素的主要分子结构，让富勒烯拥有了特殊的手段来对付自由基。

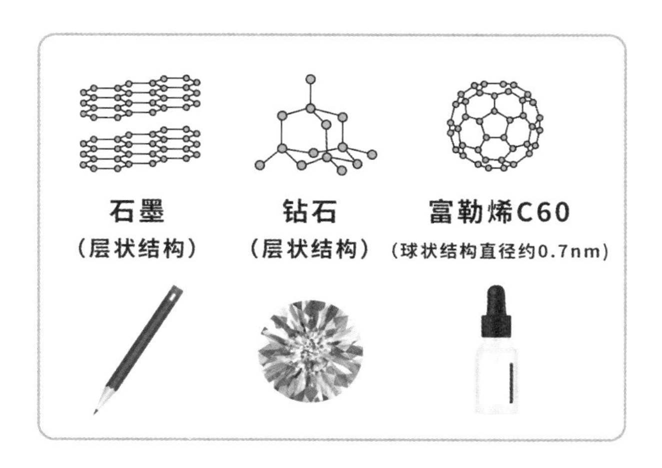

举例来说，维生素 C 是靠牺牲自己与自由基结合而自身丧失活性来达到抗氧化的目的,而富勒烯靠吸附自由基来防止肌肤被氧化。

维生素C抗自由基的方式

维生素C与自由基发生氧化还原反应

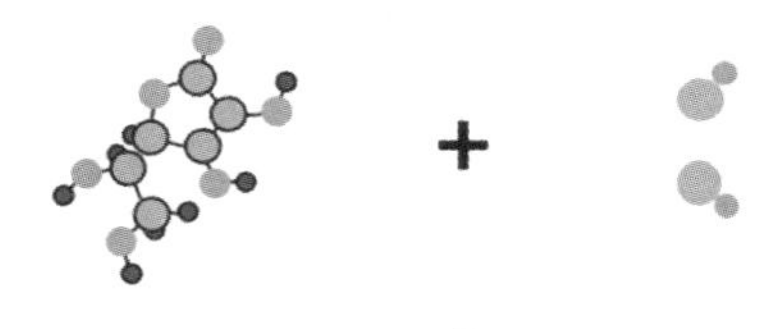

自由基键合到维生素C上，维生素C永久失去活性

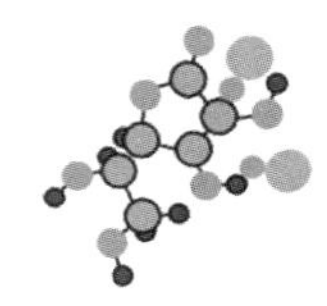

富勒烯的作用原理

富勒烯可以将自由基吸附到表面

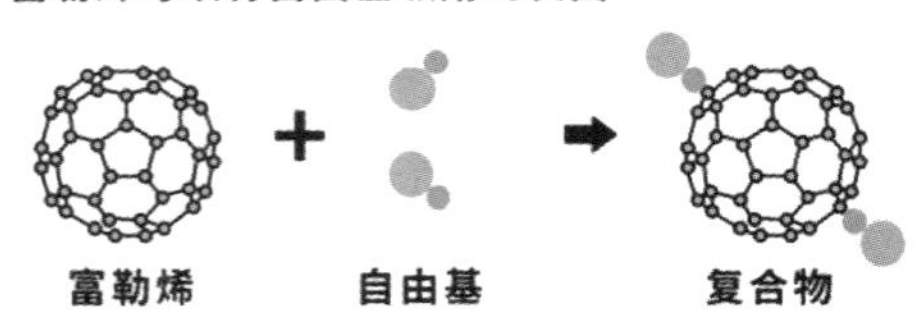

当吸附自由基的数量为偶数后，自由基会相互结合淬灭，富勒烯回复最初状态

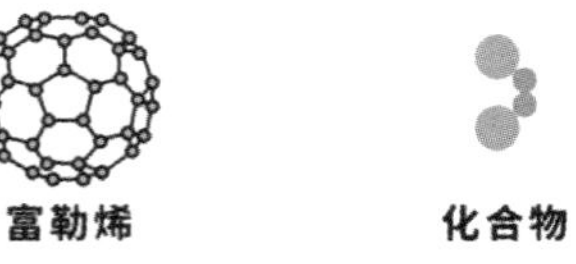

这样一来，富勒烯可多次消灭自由基，而且富勒烯能在光照下维持11个小时。比起其他抗氧化成分（如维生素C、维生素E、维生素A、辅酶Q10等），富勒烯具有更高的光稳定性（大部分的有效成分都害怕光照）。

但富勒烯也有不完美的地方。

缺点一：贵。

在多方打听下获知这原料是真的贵，用“贵妇级别”来形容不为过。

某一商家给出的报价是1公斤人民币8万元。

就是说，如果一款产品添加1g维生素C，成本上升0.1元，若是添加1g富勒烯，成本直接上升80元。这对比是不是很明显？说富勒烯价格昂贵，完全没有冤枉它。

缺点二：功效实现建立在富勒烯添加量在1%以上。

原料含量会影响产品功效，而富勒烯所能实现的功效是建立在富勒烯的添加量在1%以上。专门生产与贩卖富勒烯的Vitamin C60公司也是建议添加量在1%~5%。所以如果你买的含富勒烯产品要发挥功效，那么富勒烯的添加量就必须在1%以上。

缺点三：目前，判断产品富勒烯添加量是否在 1% 以上非常有难度。

大家花大价钱买了宣传含有富勒烯的产品，肯定是希望它能发挥功效帮助我们抗老，但是上面也说了要想富勒烯发挥功效添加量必须在 1% 以上。那我们怎么知道买的产品中富勒烯含量是在 1 % 以上呢？

Vitamin C60 公司想了个办法——申请专门的商标授权给含有 1% 以上富勒烯的产品使用，而且不同性质的富勒烯有不同的商标。

但是，这也仅仅只能当作参考而不能排除有造假的可能。毕竟目前还没有具体测试的方式，含量测定也只有执行企业标准，行业标准尚在起草和完善当中。

总而言之，富勒烯抗自由基能力强，还拥有比其他抗氧化成分更高的光稳定性，确实是不错的抗老成分。

但是富勒烯原料本身价格昂贵，且添加量必须在 1% 以上才有效，加之又没有相关的检测方法来判断，所以让购买者心里没有底，就怕花大价钱买到虚假富勒烯产品。鉴于目前和富勒烯相关的法规标准还不完善，大家想要抗老，可以先选择性价比高且检测标准和技术成熟的含维生素 C、维生素 E、维生素 A、辅酶 Q10 等成分的产品。

如果就是青睐于富勒烯产品，那就挑选有专门商标的产品吧。至少比没商标的靠谱，能让自己用得放心一点。话说回来，也不用过度追求抗老，自然优雅地老去也没什么不好。

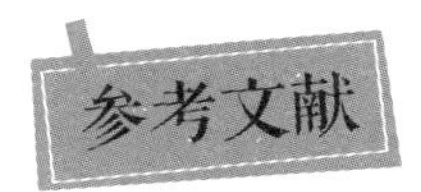

参考文献

◎ XIAO L，MATSUBAYASHI K，MIWA N. Inhibitory effect of the water-soluble polymer-wrapped derivative of fullerene on UVA-induced melanogenesis via downregulation of tyrosinase expression in human melanocytes and skin tissues[J]. Archives of Dermatological Research，2007，299（5-6）：245-257.

◎ KATO S，SAITOH Y，IWAI K，et al. Hydrogen-rich electrolyzed warm water represses wrinkle formation against UVA ray together with type-I collagen production and oxidative-stress diminishment in fibroblasts and cell-injury prevention in keratinocytes[J]. Journal of Photochemistry and Photobiology B: Biology，2012（106）：24-33.

◎ AOSHIMA H，SAITOH Y，ITO S，et al. Safety evaluation of highly purified fullerenes (HPFs): based on screening of eye and skin damage[J]. The Journal of Toxicological Science，2009，34（5）：555-562.

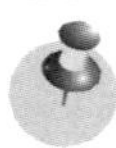

09 护肤品一用就“搓泥”，是买到假货了?

化妆品上脸搓泥简直是所有女生在化妆时的噩梦。除了不能美美地出门之外，还让人忍不住疑惑，是这个化妆品本身有问题，还是自己的脸角质层太厚了?

老爸评测想说，化妆品出现搓泥跟产品成分有关，跟皮肤的角质关系不大，搓泥也不是把你脸上的死皮搓下来。如果真是这样，每次这么搓你的皮肤怎么可能受得了?

那搓泥到底是怎么一回事呢?

造成搓泥现象的原因

这要从一款之前流行的搓泥产品——搓泥浴宝说起。

用了这个产品就会搓出很多泥，一条一条的，在干净的胳膊上也能搓出许多泥。但是这些所谓的“泥”并不是从你身上来的，而是出自产品本身。

这类产品成分表中都有个叫“卡波姆（Carbomer）”的东西，它就是造成搓泥现象的主角，我们的“男一号”。

卡波姆是增稠剂，本身对皮肤护理没什么作用，但是它比较敏感，喜欢拈花惹草。遇到金属离子（比如盐）或者阳离子表面活性剂（柔顺剂里用得多），就会发生反应，产生沉淀，变成一坨一坨的。如果在合适的环境（pH 值发生变化时）中，卡波姆自己也能完成变身，形成“泥”状，就是我们看到的“搓泥”现象！

卡波姆属于一个大家族，除了另一个“好兄弟”黄原胶，还有“某某”共聚物、聚丙烯酸酯之类的“亲朋好友”，都跟它一个性质，大家也要注意。

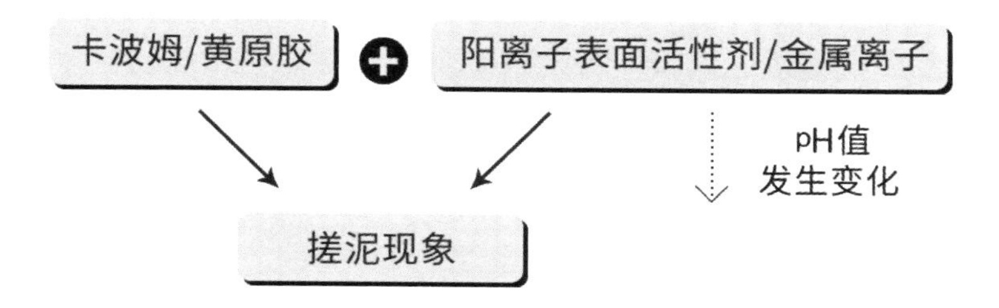

我们熟悉的护肤品大多都会用到增稠剂，特别是那些黏稠的、啫喱凝胶状的产品，基本都有我们搓泥男一号的身影，这样就很容易产生搓泥现象了。

这种搓出泥实际上是一种假象，一些去角质、去死皮的产品也是依据这个原理。皮肤的角质层那么薄，如果每次都搓出这么多，你的皮肤早就承受不住啦。

容易出现搓泥现象的几种情况

看了上面的分析，我们知道，单独使用含有增稠剂的化妆品并不会出现搓泥现象，但如果是下面这几种情况，就很容易产生搓泥现象了。

1. 跟另外一种含阳离子表面活性剂的护肤品一起使用，或者用碱性强的皂基洗面奶刚洗完脸时，就有可能出现搓泥现象。

2. 和“粉”类物质一起使用。

涂了防晒霜、美白霜、隔离霜、粉底，更容易搓泥。因为这类产品中含有一些“粉”类物质，像二氧化钛、氧化锌、硅石、尼龙、云母等。增稠剂与这些“粉”类物质混合在一起，量多的话，出现搓泥的概率比较大。

除了增稠剂以外，另一类天然高分子化合物（如玻尿酸、蛋白质）也容易出现搓泥现象。

天然高分子化合物分子太大，不会被皮肤吸收，会在皮肤表面形成一层膜。含有这类天然高分子化合物的化妆品在遇到含“粉”多的产品时，也容易搓泥。

以上这几种情况出现搓泥的概率比较大，自己对照，便能找出搓泥的大致原因。

如何避免搓泥

遇到搓泥怎么办?

1. 产品中卡波姆、黄原胶等成分含量较高（排在成分表靠前的位置），与其他产品一同使用容易产生搓泥，可以减少使用量或单独使用。

2. 护肤品叠加得多，出现搓泥的概率大，这时需要减少护肤品使用的种类。

3. 有些容易搓泥的产品，比如防晒霜、粉底、隔离，注意使用手法，不要揉搓时间过长，采用轻轻拍打的方法上脸，可以减少搓泥。

4. 除了产品的原因，如果皮肤太干燥，也比较容易搓泥，建议先做好皮肤的保湿，再使用其他产品。

最后再强调一遍，出现搓泥的产品单独用不影响使用性能，也不用担心安全问题。

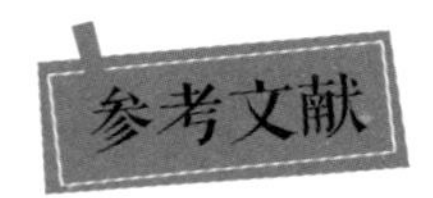

◎ 李成蓉，黄筱萍．卡波姆的性质和应用 [J]. 华西药学杂志，1999（2）：119.

◎ 刘宪英，吴清，魏凤玲．卡波姆在外用凝胶剂中的应用 [C]. 2013 年“好医生杯”中药制剂创新与发展论坛论文集，2013: 1034-1036.

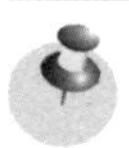

10 这个美白神器里住着一个 200 岁的风险物

1818 年，法国化学家泰纳尔在实验时发现，过氧化钡溶于水时有气体冒出。他判断，在这个实验过程中一定产生了一种新的物质。反复验证后，他确定了这个化学物质，并起名为过氧化氢（H_2O_2）。这是一种非常不稳定的物质，有很强的氧化性。3%过氧化氢水溶液，就是我们常说的双氧水。

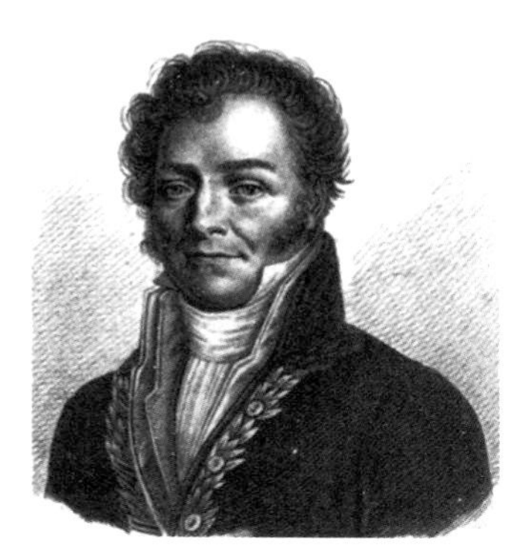

泰纳尔画像

工业化生产实现后，过氧化氢的这一特性使其得到了广泛的应用。航天燃料中有它，医用杀菌消毒、食品杀菌中有它，纸浆、纺织品漂白中有它，染发剂里也有它。一些很火的衣物清洗产品，也是通过过氧化氢的强氧化作用达到去污灭菌的目的。

很多化学成分都具有两面性，过氧化氢也是个“亦正亦邪”的角色。那位法国化学家可能也不会想到，过氧化氢的应用会被无限放大。

2005 年 7 月，伦敦发生的自杀式炸弹袭击事件，恐怖组织使用过氧化氢制作炸弹，在闹市区引爆造成重大伤亡。

2000 年 8 月，俄罗斯核潜艇库尔斯克沉没事件中，由于过氧化氢泄漏引起鱼雷装置爆炸，造成 118 名船员全部罹难。

大家可能想不到，这样一种化学物质，还被用在一种现下流行的产品中——美白牙贴。

俗话说“一白遮三丑”，可不是讲只追求皮肤的“白”。对希望拥有一口洁白牙齿的朋友来说，通过过氧化氢的漂白作用去除牙齿表面沉积的顽固色素还是相当有诱惑力的。

美白牙贴用的时候效果很好。然而美白过后，却很少有人关注它是否会对牙齿、口腔造成伤害。

1893 年，一位名叫阿特金森的朋友第一次用过氧化氢来美白牙齿。他用 3%、5% 过氧化氢水溶液当作漱口水，发现其有美白牙齿的效果。同时，他也发现高浓度的过氧化氢水溶液对口腔是有损伤的。然而令人震惊的是，现在这种含过氧化氢的漱口水还有商家在卖。

美国牙科协会（ADA）在一份关于牙齿美白的文件中指出，“牙齿美白可能会导致短期牙齿敏感、牙龈受伤”“高浓度过氧化氢有可能损伤口腔黏膜”。该协会还催促美国食品药品监督管理局把这类产品归为药品并加强监管。

欧洲在这方面有严格限定。2011 年欧盟理事会上，欧盟限定牙齿美白产品中存在或释放过氧化氢的最高浓度为 6%，过氧化氢含量在 0.1%~6% 之间的牙齿美白产品可以使用。但要提醒消费者在使用前咨询牙医，并且要在产品上标注过氧化氢的浓度。

我国也有美白牙贴的行业标准 QB/T4857-2015《牙贴》。该标准要求，一般情况下过氧化物含量应小于 3%，大于 3% 的产品需要产品厂家提供安全数据。

如此可见，不同国家对于这类产品的看法基本一致。低浓度的过氧化氢可以用来美白牙齿，高浓度则是有风险的。

老爸评测选取了一款市面上较受欢迎，使用者较多的美白牙贴送到专业实验室检测，看看过氧化氢的含量究竟有多少，结果居然高达 8.55%！

这意味着它已超过我国限定的 3% 的指标，超过欧盟限定的 6% 的指标，而厂家并未提供任何安全数据。不仅如此，该产品的包装上也未标注过氧化氢含量。这款产品对使用者的口腔黏膜、牙齿牙龈都存在着潜在危害，使用风险很大。

对于这种牙齿美白产品，国外的态度是召回。2011 年，澳大利亚下令召回过牙齿美白产品。原因是过氧化氢含量过高，会对牙龈和口腔造成伤害，认定过氧化氢浓度超过6%就是不安全的。

欧盟也发布了几则关于牙齿美白产品的风险通告，原因都是过氧化氢浓度过高，不符合欧盟法规，要求从市场撤回产品。

算起来，过氧化氢已经200岁了。不可否认，它给我们的生活带来了很多帮助。化学品本身没有错，错在使用不当。

其实现在牙齿美白的方法很多，有衍生的产品，也有衍生的技术。老爸评测建议大家在使用前先问问牙医，看看这种方式适不适合自己。

最后说几句心里话，大家实在没必要过度追求牙齿美白，健康的牙齿本就是淡黄色的。平时认真刷牙，定期洗牙，少抽烟，少喝茶、咖啡这类深色饮料，比什么都靠谱。

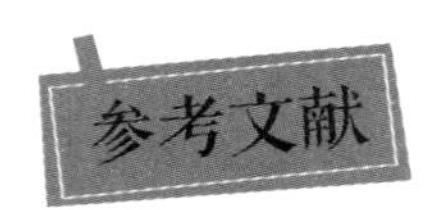

◎ TAM L. The Safety of Home Bleaching Techniques[J]. Journal of the Canadian Dental Association，1999，65（8）：453-455.

◎ Tooth Whitening/Bleaching: Treatment Considerations for Dentists and Their Patients[C]. ADA Council on Scientific Affairs，2009.

◎ LI Y. Safety Controversies in Tooth Bleaching[J]. Dent Clin North Am，2011，55（2）：255-263.

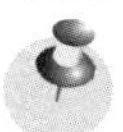

11 芦荟胶真的是万能护肤品吗？

晒后修复、祛痘、祛痘印、美白、止痒、保湿，和身体乳、维生素 B_6 等混合在一起还能解锁各种隐藏技能，传说这个“纯天然”“绿色”产品，集以上所有功效于一身，只有你想不到的，没有它做不到的。这就是所谓的万能产品——芦荟胶。

芦荟胶里有多少芦荟

现在市面上的芦荟胶，大多都会在包装显眼的位置标上一个百分比的数值。乍一看，很多人可能会认为这是在标注产品中芦荟的含量。身边不少朋友都觉得，这个数值越高越好，还要根据这个数值来挑选芦荟胶。错了，这个数字中的水分很大。

我们选取了两款非常受消费者欢迎的芦荟胶产品，两者盖子上分别标注了 92% 和 99% 的数值。但是看看成分表，成分多达十余种，排在前面的都是水、增稠剂、防腐剂等成分，库拉索芦荟叶汁、库拉索芦荟叶提取物远排在它们之后，怎么可能含有92% 和 99% 的芦荟胶？

其实 92%、99% 这些数字并不是芦荟胶的真实含量，这些数字是指成分表里的芦荟提取物的纯度是多少，跟产品中芦荟添加的含量没有任何关系。

芦荟胶的黏稠感

芦荟胶给人的印象很黏稠，像果冻、透明凝胶一样。实际上，纯正的芦荟胶（也叫芦荟汁）没有那么黏稠，是有流动性的。而市面上这种黏稠的芦荟胶都是加了增稠剂的，给人一种很有“料”的感觉，而芦荟原料加的却很少，在这里的作用主要是为了和芦荟扯上关系。

芦荟胶真的有用吗？

很多芦荟胶宣传能祛痘淡印、晒后修复、补水保湿，真有用？其实不然。

很多研究表明，芦荟是很神奇的，可以用来促进伤口愈合、抗菌抗炎、治疗烧伤，这些也是被 WHO 认可的，WHO 还建议使用新鲜芦荟黏液修复创伤。不过这里说的芦荟黏液，是指割开新鲜芦荟叶片，里面流出来的透明液体。可不等同于市面上售卖的芦荟含量极低的芦荟胶。

产品中要有足够的芦荟才会起作用。美国国际芦荟科学协会（IASC）是国际上专业的芦荟认证机构，只有含有 15% 以上芦荟原料的芦荟产品，才能得到它的认证。

就现在市面上售卖的芦荟胶产品，有几款能符合要求？很多芦荟胶产品里的芦荟含量少得可怜，靠涂它们达到祛痘、淡痘印、晒后修复的效果，这实在是强求了。

如何选购芦荟胶

市面上的芦荟胶很多，但成分都大同小异，如有需求，大家可参考以下建议选购。

· 芦荟排在成分表靠前的位置（排第一当然是最好了）。

· 芦荟胶质地不要太黏腻。

· 注意产品中使用的防腐剂，有刺激、致敏防腐剂的不要使用。

· 生产日期越新越好，时间太久了，芦荟的活性物会受影响。

自制芦荟胶不可取

芦荟的品种有500多种，不是每一种芦荟都可以用。现在应用在化妆品中比较多的有4种：库拉索芦荟、中华芦荟、木立芦荟和开普（好望角）芦荟。而我国现在批准可用在食品中的只有库拉索芦荟，其余都为观赏芦荟。普通老百姓很难知道自己所有的芦荟属于哪个品种。

退一万步来说，你自制芦荟胶使用的是库拉索芦荟，但新鲜的芦荟里有芦荟苷、大黄素等蒽醌类化合物，致敏性比较高。没有相关工艺技术，自制芦荟胶无法减少这些物质，有些人接触后会引起过敏，产生接触性皮炎。

综上原因，不要自制芦荟胶使用。

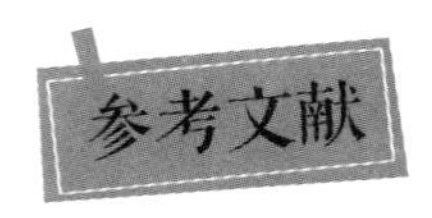

◎ 佘晓雷，张可，郑旭霞.芦荟中多糖含量测定方法的探讨[J].营养学报，2003，25（2）：149-152.

◎ 毕肖林，郭胜伟，狄留庆.中华芦荟多糖提取和粗多糖中总糖的含量测定[J].南京中医药大学学报，2005，21（4）：269.

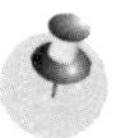

12 隔离霜到底隔离了什么?

提到隔离霜，大家肯定能说出它的几个功能：隔离紫外线、隔离辐射、隔离 PM2.5、隔离彩妆伤害等。商家宣传也靠这些噱头来吸引消费者买单，效果极好。

但实际上，除了带有 SPF、PA 的隔离霜隔离紫外线靠谱外，其他说法都不靠谱。隔离辐射、PM2.5、彩妆伤害的说法，就不要相信了！

1. 隔离辐射?

辐射分为电离辐射和非电离辐射。

电离辐射（比如 γ 射线和 X 射线）穿透力强，一堵墙都可以穿透，那薄薄一层隔离霜又凭什么阻挡得了?

而非电离辐射无处不在，像平常使用的手机、电脑、微波炉、电磁炉、吹风机等，都能产生非电离辐射。

但目前没有研究能证明日常非电离辐射会危害人体，其能量几乎达不到有任何危害作用的阈值。也就是说，这个辐射对人的影响很有限，根本没必要去防。

2. 隔离 PM2.5？

其实 PM2.5 对人的影响，并不在于颗粒物本身，而在于颗粒物上携带的自由基。

我们确实可以使用一些抗氧化的护肤品来减少自由基对皮肤的伤害，但目前还没有证据能证实隔离产品能够隔离 PM2.5。

在 2014 年，济南市工商局曾发布过提醒信息，普通化妆品冠以“防霾化妆品”均为虚假宣传，消费者不可轻信。

3. 隔离彩妆?

隔离彩妆的说法也不靠谱。从成分上来讲，隔离霜和彩妆的成分很接近，用一种彩妆隔离另外一种彩妆，你觉得靠谱吗?

但隔离霜也不是毫无作用，作为妆前乳，它的存在可以修饰肤色、遮瑕、保湿、控油，让妆容更持久、更服帖、更细腻。而带有防晒值的隔离霜，除了可能具备上述效果外，还带有一定的防紫外线功能。

但是，要注意，带有防晒值的隔离霜一定不能作为主防晒产品!

4. 怎么区分妆前乳和带有防晒值的隔离霜

大家在购买隔离产品的时候，应该怎么区分是简单的隔离霜（妆前乳），还是带有防晒值的隔离霜呢？

答案是，看隔离霜瓶身上的标识——

防晒霜标识的英文是 Sunscreen、Block、Protector。

而妆前乳标识的是 Base、Primer、Veil。

从这一点上辨别，就可以很好地区分你眼前的产品是普通的隔离霜，还是带有防晒值的隔离霜了。

5. 使用隔离霜后要卸妆吗？

这需要视情况而定。如果隔离霜防水性比较好，建议卸妆；如果是不防水的，用洗面奶清洁即可。那如何分辨隔离霜是否防水呢？在这里教大家一个小技巧：把少许隔离霜加到水中，搅拌一下，能分散开的就是不防水的；反之，遇水成一坨、不能分散开的，就是防水的。通过这个方法就可以简单判断出隔离霜是否防水。

6. 有颜色的隔离霜（妆前乳）该如何选

根据色彩互补的原理挑选适合自己的产品。

粉色隔离霜：适合皮肤白的人使用，可以增加气色；

紫色隔离霜：适合皮肤暗沉、较黄的人使用，可以中和黄气，让肌肤明亮；

绿色隔离霜：适合有红血丝、红痘印等情况的人使用，可以让肌肤看上去干净；

蓝色隔离霜：适合灰白、缺血肤色的人使用，可使皮肤自然粉红一些；

肤色隔离霜：适合皮肤正常的人使用，稍有均匀肤色的效果。

最后，我们想说的是，隔离霜可以隐形毛孔、修正肤色和让妆容更持久。带有防晒值的隔离霜，虽然不能作为主防晒产品使用，但还是能隔离一定的紫外线。大家可以根据自己的皮肤状况和化妆需求来选择不同款的隔离霜。但要是为了隔离辐射、彩妆伤害、PM2.5 而购买隔离霜，那还是算了，这些说法不过是一种营销手段。

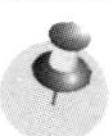 13 这些导致我长痘的玩意儿，快走开！

对于烦人的痘痘，爱美人士绝对是零容忍。没长痘的希望自己一辈子不长痘，长了痘的指望祛完痘后能再也见不着痘。如果你也是这样的想法，更得好好看看这篇文章，学习如何避免长痘。

1. 高糖食物

预防长痘，首先你得放下手中的奶茶、蛋糕、甜甜圈、泡芙、巧克力、冰激凌、可乐、雪碧……

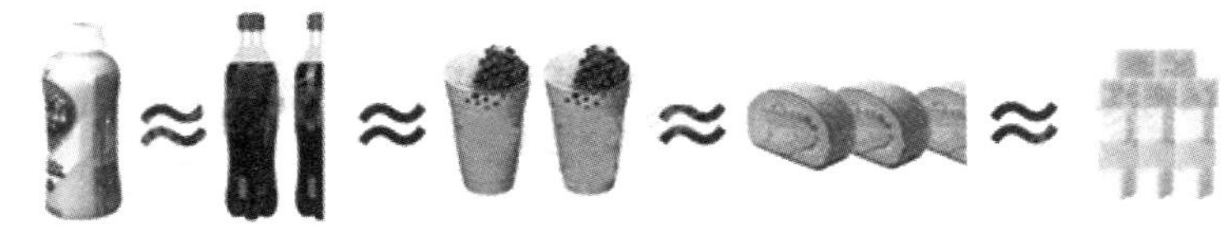

1瓶乳酸菌饮品　1.5瓶可乐　2杯大杯奶茶　2.5块瑞士卷　70g糖

这些高糖食物就是你抗痘路上的首要敌人。为什么？因为高糖食物经过临床证实的确会致痘。

摄入高糖食物后会引起体内胰岛素上升，从而导致胰岛素样生长因子（IGF-1）升高，而 IGF-1 会刺激皮脂分泌增多、角化过度从而爆痘。

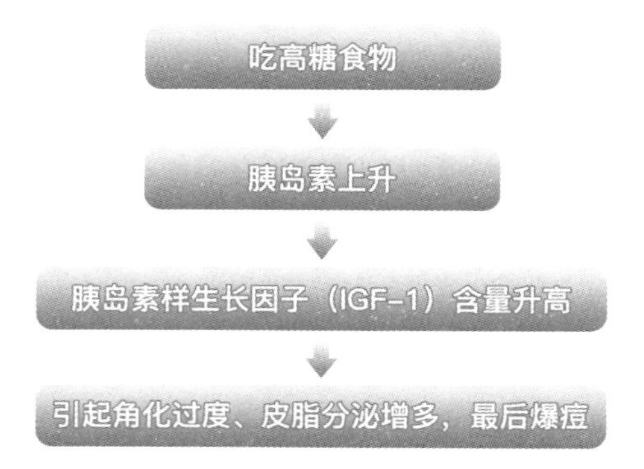

也就是说，要想美，从此与续命奶茶、快乐肥宅水和甜品最好是路人。

2. 牛奶

牛奶中也有致痘成分——胰岛素样生长因子。虽然危险程度没有高糖食物高，但是为了脸面，易长痘的人应该尽量少喝。

对易长痘的人群来说，想喝奶就喝酸奶吧。纯正的酸奶经过发酵，大部分 IGF-1 会被破坏掉，大大降低了致痘风险。当然得是不加糖的那种！

3. 高油、高热量、低纤维的食物

痘痘形成原因 = 皮脂分泌过多 + 角栓 + 炎症。

高油高热量低纤维食物，会使得我们的肠道微生物群发生变

化，导致肠道和全身的慢性炎症反应，出现痘痘和便秘两种症状。

大家有没有发现，在便秘的时候总是特别容易爆痘？大概这就是好事不成双，坏事结成对。

为了脸部肌肤的健康，烧烤、火锅、油炸食物等高油高热量食物，能少吃就少吃吧。

总而言之，管住嘴是避免长痘的一大诀窍。管不住嘴，用多少祛痘产品都白搭，痘痘反复爆发到让你“怀疑人生”。

4. 清洁过度

油皮易长痘大家都知道，但是长痘并不是因为清洁不够，这一点却鲜有人知。

总有人对自己的脸下狠手，使劲揉搓，再加上使用清洁力较强的皂基清洁产品，过度清洁导致角质层被破坏，痘痘不可避免地就乘虚而入了。

5. 作息紊乱

另外，作息不规律容易长痘。我知道好剧这么多，早睡不容易，我也知道12点夜生活才刚刚开始，但我也知道为什么这样的你会长痘。所以，就看你自己怎么选择了。我们总要为自己的行为负责任。

6. 厚重面霜、防晒霜

有人管住了嘴和手，却还是爆痘。这时建议排查一下梳妆台上的化妆品。封闭性强、厚重的面霜和防晒霜容易闷痘。对易长痘的皮肤和大油皮来说，需要注意减少使用这类化妆品。

7. 高保湿成分

鲸蜡醇、羊毛脂、矿脂等封闭性强的高保湿类成分本身对缓解皮肤干燥十分友好，正常皮肤使用无须担心。但成也萧何败也萧何，对易长痘的皮肤和大油皮来说，容易闷痘。

亚油酸异丙酯、异硬脂酸异丙酯和棕榈酸异丙酯——简单来说就是“某某某”异丙酯有致痘风险。

易长痘的人群，看到这些成分排在成分表靠前位置的产品，下手须三思。因为化妆品引起了痘痘，最好的应对办法是停用化妆品，给皮肤自我修复的时间。

除此之外，如果是因雄激素过高而长痘或遗传性长痘，以上常规预防办法就不顶用了，需要去医院配合治疗解决。

如果是只在口周、下巴反复冒痘，有可能是幽门螺旋杆菌在作祟，建议去医院做 C14 呼气试验。

致痘的原因很多也很复杂，每个人情况不尽相同，找准因，才能对症下药，更好地避免长痘。

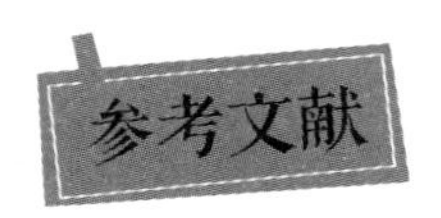

◎ 段云峰，金锋 . 肠道微生物与皮肤疾病——肠 - 脑 - 皮轴研究进展 [J]. 科学通报，2017，62（5）：360-371.

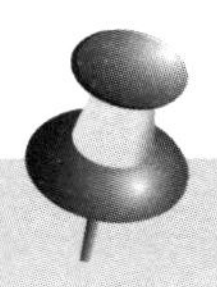

第三部分

居家，活出品质感

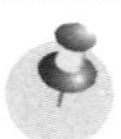

01 从擦船工具变成厨房清洁神器，大多数人却忽视了它的毒性

在很久很久以前的“大航海时代”，欧洲人驾着船满世界跑，上岸了就开始占地殖民、开展贸易。

正是因为科学技术与地理知识的进步，远洋航行成为可能，而这其中一艘好船的重要性更是不言而喻。但那时候有一件事一直困扰着航海家们，就是船体尤其是船底总是附着大量藤壶、杂草，还有很多贝类等海洋生物。

这些“拖油瓶”不但妨碍航行，而且日积月累还会严重损害船体。一开始人们只能用化学溶剂来清除，但是溶剂对工人的危害很大，很多人因此生病甚至残疾，实在是杀敌一千自损八百。

直到有一个化学学霸出现了——他叫黎伍德·伯顿（Linwood Burton）。学霸还有一个有钱的朋友叫马蒂萨·钱德拉姆莫汉

（Mathusan Chandramshan）。他们哥俩合伙开了一家船舶清洗公司，借助学霸的知识以及土豪的资金，还真的给他们发明出来了今天的主角——密胺泡棉。这件东西的成分是三聚氰胺－甲醛－亚硫酸氢钠的聚合物，可以安全、有效地清理船只。

但是赚钱的日子总是会过去。后来有人发明了船体漆，直接在船体涂上一层，什么生物都附着不了。船舶清洗公司的生意一下就没得做了。这大概就是以前的商业降维打击吧。

无奈之下，1958 年黎伍德把密胺泡棉卖给了宝洁。对，就是现在的那个日化超级巨头。

巨头就是不一样，他们将密胺泡棉包装成家居清洁神器，并在电视上投放大量广告。短短六个月，这东西改头换面，一个当时广为人知的名字就出现了——Mr. Clean（清洁先生，又叫克林擦擦）。

不得不说这东西真是焕发了第二春！用过的人都说它太好用了，去污能力一百分，人们好像发现新大陆一样惊奇于这块小小的东西。

这一切都归功于它的三维网状多孔结构。表面的刚性结构在摩擦时，会发挥类似细砂纸的作用，用摩擦来脱除物体表面的污渍。泡棉空隙可以对污渍进行吸附，从微观角度看得非常明显。

现在全球最大的密胺泡棉生产商是巴斯夫公司，它也是全球最大的化学品生产商。

巴斯夫将密胺泡棉运用到了包括录音棚隔音、管道隔热、高速列车车头等领域，这都得益于密胺泡棉低烟、阻燃、重量轻的特性。

密胺泡棉不仅深得家庭主妇的心，也在更多领域发挥了自己的作用，直到现在还在亚马逊售卖，已经热销了半个多世纪。但是，亚马逊将其归类于家居类，仅限于擦墙、浴缸、鞋子等，并没有归类于餐具清洁。

密胺泡棉

而在国内，很多家庭都在用它洗锅碗瓢盆，网络上将其称为“魔术擦”，销量非常高。广告宣传里全部都写的是厨房清洁、洗碗神器，直接往碗、盘子、筷子这种入口的地方招呼。我们送检过 7 款魔术擦，发现甲醛超标的问题非常严重，水洗过后的甲醛含量仍然不低。

测试样品	经测项目	限量（mg/kg）	结果（mg/kg）	判定
样品 1	甲醛含量	75	402	不合格
样品 2			15	合格
样品 3			1349	不合格
样品 4			878	不合格
样品 5			480	不合格
样品 6			3651	不合格
样品 7			373	不合格

备注：测试方法参考纺织品的检测方法，限量直接接触皮肤的纺织品 B 类要求低于 75mg/kg。

我们根据这个检测结果写成了一篇文章，文章发出后引起了轩然大波，网络上出现一些刺耳的声音：

“你引用的标准不对，量根本没那么多。”是啊，因为魔术擦目前压根没有行业标准，是个“标准”的三无产品。你说我该参考什么标准？

“魔术擦又没有长期和皮肤接触”？那是你没看到很多人的皮肤被魔术擦擦伤的照片。

化学品本身没有错，错在于，人们有意无意之间用错了地方。提醒大家避开这些看不见的危害，这是我们一直在做的事。

这件事就像一朵浪花慢慢被人遗忘。魔术擦化名为：克林擦、魔术海绵、纳米海绵、神奇海绵……继续大卖特卖。令人啼笑皆非的是，有些网站刊登着魔术擦甲醛超标的新闻，转头卖起了魔术擦，还换名字为：纳米清洁魔力擦。

我们将这件商品买回来检测了一下，发现甲醛含量竟高达279 mg/kg，水洗5遍后还有267 mg/kg。

我们将整个检测过程向政府相关部门汇报。2018年1月，浙江省质量技术监督局稽查总队、浙江省产品质量安全检测研究院（现为浙江省产品质量安全科学院）举行缺陷消费品召回及产品缺陷风险情况通报会，魔术擦榜上有名。随后，浙江省质监局发布《魔术擦缺陷风险通报》。

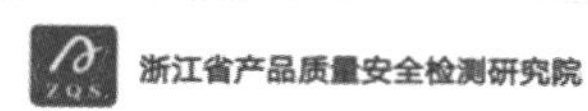

魔术擦缺陷

风险通报

四、消费建议

1. 建议消费者不要将此类产品用于厨房餐具、用具，尤其是婴幼儿产品的擦洗，存在较大有害风险；

2. 建议消费者不要将此类产品用于餐饮具、人体等多余水分吸水、吸干，残留成分有害，极易引起皮肤过敏，以及食用危险，尤其婴幼儿奶瓶、碗、碟等；

3. 建议消费者不要长时间用手直接接触此类产品，超限量的甲醛会对皮肤产生接触式危害；

4. 建议消费者不要集中存放在密闭的空间内，如橱柜、车厢、储藏室等密闭空间，挥发的甲醛对人体有害，对眼睛产生刺激。

引自浙江省产品质量安全检测研究院报告

希望这篇文章可以帮到你，希望你可以转告给更多人，让人人都能远离有害产品。

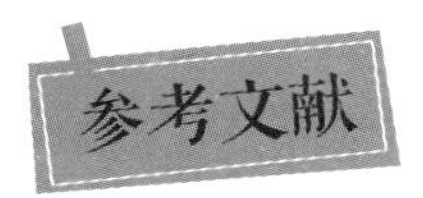

◎ 熊冕，马迎春，王姣姣，等．三聚氰胺甲醛树脂研究与应用进展 [J]. 广东化工，2013, 40（22）：68，74.

◎ 邹怡佳，陈玉和，吴再兴．改性三聚氰胺树脂的研究进展 [J]. 林产化学与工业，2013, 33（5）：127-130.

◎ 杨惊，李小瑞．高固含量三聚氰胺甲醛树脂的制备及应用研究 [J]. 中国造纸学报，2005, 20（2）：148-151.

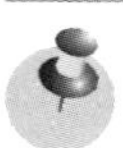

02 有荧光的不一定有害，没有荧光的也未必无害

一直以来，总有家长买了紫外灯，拿着灯照来照去，不照不知道，一照吓一跳，衣服，洗衣液……到处都是亮蓝色。衣服不能穿吗？洗衣液不能用吗？怎么办？

老爸评测有种无奈的感觉，虽然就荧光剂问题解释过很多次，但家长们对此还是很担忧。

百度输入荧光剂，“王海”“致癌”等字眼赫然入目。国内“打假第一人”王海爆料蓝月亮洗衣液添加致癌物质荧光增白剂，一时舆论哗然，影响巨大。事件最终的结果是，王海输了，蓝月亮通过官司自证了清白。为什么王海输掉了官司？老爸评测要说的是，我们要尊重科学！

老爸评测一直以产品安全为第一考虑，我们今天就来聊聊“荧光”。荧光到底是什么东西？荧光剂真的有想象中那么可怕吗？

什么是荧光

当紫外线照射到某些物质的时候，这些物质会发射出各种颜色和不同强度的可见光，而当紫外线停止照射时，所发射的光线也随之很快消失，这些物质发射出的光线被称为荧光。

1575 年西班牙的内科医生和植物学家 N. 莫纳德斯（N.Monardes）第一次记录了荧光现象。17 世纪，波义耳和牛顿等著名科学家再次观察到荧光现象。1852 年，斯托克斯在考察奎宁和叶绿素的荧光时，用分光计观察到其荧光的波长比入射光的波长稍长，才判明这种现象是这些物质在吸收光能后重新发射不同波长的光，而不是由光的漫射引起的，从而导入了荧光是光发射的概念。他还由发荧光的矿物“萤石”推演而提出“荧光”这一术语。此后，对荧光的研究迅速发展。到 19 世纪末，人们已经知道了包括荧光素、曙红、多环芳烃等 600 种以上的荧光化合物。时至今日，人们对荧光物质的认知也已扩大，认识到存在吸收紫外线、可见光等不同波长的荧光物质，也存在发射的荧光波长在紫外光区、可见光区的荧光物质。

有没有天然的荧光物质？这些荧光物质有害吗？

荧光现象并不少见，荧光物质普遍存在于自然界中。大众印象里的荧光，其实包括很多种不同原理的发光现象。分子发光按激发模式分类，有光致发光、化学发光、生物发光、热致发光、场致发光等。

存在于许多人记忆里的萤火虫，它的发光模式就是生物发光。我们经常见到的鳞皮扇菇也能发出绿幽幽的荧光。

很多海洋生物也能发出荧光，比如荧光水母。生物能发荧光，主要是因为这些生物体内存在荧光蛋白质。2008 年，下村修、马丁·查尔菲和钱永健三位科学家因为发现了荧光水母体内的绿色荧光蛋白 GFP 而获得了诺贝尔学奖。

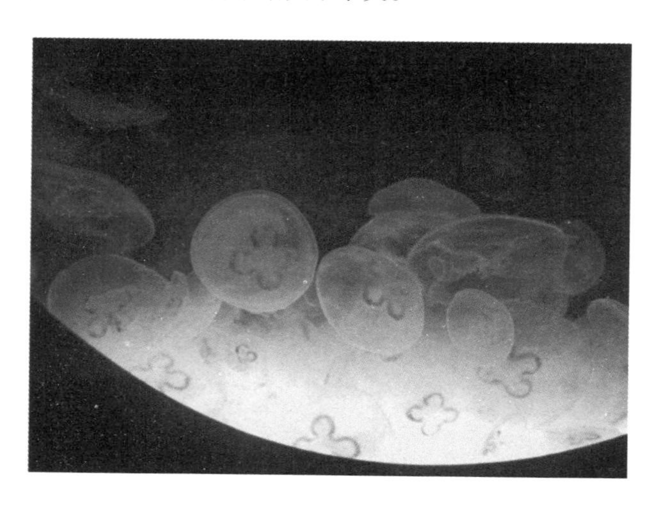

注：水母体内的水母蛋白与钙离子结合会发出蓝光，当这种水母受刺激时，蓝光会立刻被绿色荧光蛋白吸收，发出绿色荧光。这就属于生物发光。

许多人一听到“荧光”就害怕，其实荧光与有害之间并无必然联系。荧光物质发出荧光有化学、生物等各种模式，荧光本身只是一种物理现象。你看得到的荧光就是一种可见光，只不过红、橙、黄、绿、青、蓝、紫的各色荧光通常比太阳光或白炽灯光的强度要弱得多，白天看不见，只有晚上才能看得到。

什么是荧光增白剂？有哪些荧光增白剂？

荧光增白剂（Fluorescent Whitening Agents，简称 FWA）是一类荧光染料，也是复杂的有机化合物。它吸收紫外线后发出蓝紫色的光，与纸张或衣物等的黄色光叠加后互补形成白色，达到增白的效果，广泛用于造纸、纺织、洗涤剂等多个领域中。

荧光增白剂是人类特意制造出来的，用于产生荧光的物质，天然能够发出荧光的物质不在此列，目的和用途不是用于产生荧光的物质也不属于荧光增白剂。

荧光增白剂种类繁多，按用途分为洗涤剂用荧光增白剂、纺织品用荧光增白剂、造纸用荧光增白剂、塑料与合成材料用荧光增白剂等。《染料索引》统计的荧光增白剂有 300 多种，基本结构类型有将近 20 种。

荧光增白剂的安全与用量

从 20 世纪六七十年代的环保潮开始，欧美人民就怀疑过荧光增白剂的毒性。这一时期也是荧光增白剂毒理学研究的高峰。

然而，出乎科研人员意料的是，几种典型的荧光增白剂对各种受试生物都没有显示出明显的毒性。时至今日，世界上仍在使用的几十种荧光增白剂，已被毒理数据证明是低毒或基本无毒的，可以放心使用。当然了，因为荧光增白剂的低毒性，科研人员写不出论文，拿不到经费，20 世纪 80 年代以后，大家很少再去研究它了。

然而，这个科研人员已经很少研究的课题，为什么在国内总是被反复提及呢？这是因为：一是人们可能只看到了关于荧光增白剂能延缓血液凝固或致癌的早期假想和未被证实的描述，而没有注意到后来毒理学家经过科学严谨的研究得出的相反的结论；二是有的商家为了促销其产品，借助大众媒体肆意夸大荧光增白剂的毒性和可能对人体的危害，有意误导消费者，这也是人们对荧光增白剂产生错误认识的一个主要原因。

众所周知，荧光增白剂是用来增白的，那么是不是加得越多，增白效果越强呢？

答案是否定的。荧光增白剂只能微量加入，否则效果适得其反。织物上的黄光强度有限，所需荧光增白剂发出的补色光——蓝紫色荧光也是有限的。随着织物上荧光增白剂浓度的增加，它发出的蓝紫色荧光的强度也在增加。一旦蓝紫色荧光强度大于织物上黄光的强度，就会造成增白效果降低。所以荧光增白剂不是用得越多越好，用量得当效果才最佳。另外，由于荧光增白剂价格较贵（如荧光增白剂 CBS 的价格通常在每吨 18 万元左右），商家也不可能加入很多的荧光增白剂。我国衣用洗涤剂产品中荧光增白剂的一般添加量是 0.2%~0.4%，与欧美和日本相比略低或相当。

洗涤剂、洗衣液中的荧光增白剂

目前，洗涤剂、洗衣液中最常用的荧光增白剂有两种，一种是二苯乙烯基联苯类，包括上面提到的 CBS，以及 CBW 系列、CBS-X 等，其中 CBS 在国际上又被称为 FWA-5；另一种是双三嗪氨基二苯乙烯类，包括 31#、33# 等，其中 33# 又被称为 FWA-1。

FWA-1 的毒理数据就更小了：经口吸收，LD 50（半数致死量）是 5000mg/kg；经皮吸收，LD 50 是 2000 mg/kg。2007 年，日本肥皂洗涤剂工业协会对荧光增白剂的评估结果显示，FWA-1 与 FWA-5 对人体健康与环境的影响风险不高。

我们每个人都贴身穿过含有少量荧光增白剂的衣服。很多白色或浅色衣物里都有加入微量荧光增白剂，但是荧光增白剂经衣服向皮肤的迁移率连 1% 都不到。而且常用的荧光增白剂都是可排泄的，并不会蓄积在人体内，就算吸收了，一天之内就排泄了。相比较而言，我们更加应该担心的是纺织品中的偶氮染料。

课本、作业本中的荧光增白剂

自然界中很多东西在正常状态下都是安全的，甚至是不可缺少的，但是如果超过一定的量，就会产生质变。就拿食盐来说，吃过多的盐，是会脱水而死的，而我们并不会因此说食盐是有毒的。又一次要请出一个真理——抛开剂量谈毒性都是耍流氓。让那些抛开量只谈质的流氓都一边玩儿去，老爸评测主张以科学态度对待任何物质。

当然了，荧光增白剂虽然是安全的添加剂，但也并不是必须要添加的。作业本的使用群体多数是中小学生，为防止高白度影响学生视力，国家对本册的白度要求较低。GB 21027-2007《学生用品的安全通用要求》限定本册的亮度（白度）应该不大于85%。小孩子的课本、作业本，经过正常的漂白工艺，质量好的纸张的自然白度已经可以满足要求，不需要添加荧光增白剂。达不到要求的，适量添加荧光增白剂，符合标准添加量的规定即可。当然，在这里，我们只是讨论正常情况，并不否认有不符合规范的企业的存在，其产品中含有各种有害物质，我们真正要抵制的也是那些利欲熏心的不良企业。

卫生巾、化妆品中的荧光增白剂

有新闻爆出许多卫生巾中加入了荧光增白剂。我们也特意拿紫外灯照射了几款卫生巾，并没有看到大面积的蓝色荧光，只有小部分位置有一些荧光。我们生活中很多物质都会产生荧光，只要分子结构具刚性，并且有大的共轭体系，都有可能产生荧光。所以有一点一定要认清，荧光增白剂一定有荧光，但是有荧光的不一定是荧光增白剂。我们常见到的维生素 A、维生素 B_2，我们日常吃的醋、酱油，喝的咖啡等，很多物质都会产生荧光。卫生巾中使用的胶黏剂就有可能含有产生荧光的物质，有些护肤品中的水杨酸、植物提取物等本身就是荧光物质。所以不能看到荧光就判定产品中含有荧光增白剂。再次重申：我们不排除有些黑心厂家会非法添加大量荧光增白剂或者是不合规的激素类产品，我们要抵制的不是正常添加的安全的荧光增白剂，而是这些不合规的生产商和产品。

用紫外线手电照射判断是否含有荧光增白剂靠不靠谱？

许多家长会购买紫外线手电自测荧光增白剂，但我要说的是，光用紫外线手电照射看光斑不能判断是不是含有荧光增白剂，只能判断是不是含有荧光物质。荧光增白剂可以发出荧光，但不是所有能够发出荧光的物质都是荧光增白剂。实际上，实验室对荧光增白剂和荧光增白剂的可迁移性的检测有一套严格的仪器分析的标准定量方法。

不必抵制荧光物质

前面提到过，生活中有很多种物质都能够产生荧光。最常见的荧光可见于印刷防伪技术，大部分国家的钞票都会利用特殊的油墨在紫外线下发出荧光的特点防伪，而这对人体是无害的。

有荧光的物质不一定有害，没有荧光的也不一定无害。事实上，荧光与有毒有害根本没有必然的联系。因此，不必抵制荧光物质。

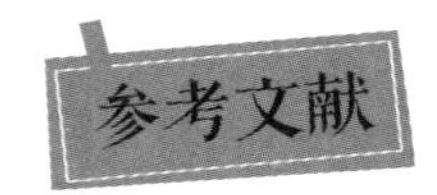

◎ 许金钩，王尊本 . 荧光分析法 [M]. 北京：科学出版社，2006.

◎ KEPLINGER M L，FANCHER O E，LYMAN J C，et al. Toxicologic studies of four fluorescent whitening agents[J]. Toxicology and Applied Pharmacology，1974，27（3）：494-506.

◎ STURMA R N，WILLIAMS K.E，MACEK K J. Fluorescent whitening agents: Acute fish toxicity and accumulation studies[J]. Water Research，1975，9（2）：211-219.

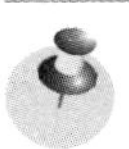

03 你还在吃碘盐吗？

1994 年，我国实施了食盐加碘的政策。为什么要加碘？因为碘缺乏会带来一些疾病。

比如大脖子病，很多 90 后、00 后都没有听说过。回家问问父辈、祖父辈，不光听说过，有些可能还亲眼见过。

20 多年过去了，这些疾病基本消失了。不管你愿不愿意承认，从某种角度讲，我们都是加碘盐政策的受益者。

那么有人要问：都吃了碘盐这么多年了，我们还缺碘吗？还有必要继续吃碘盐吗？

吃了那么多年碘盐还缺碘？

碘是人体必需的微量元素之一。人体内的碘主要储存在甲状腺，储存至一定量后，多余的碘会随尿液排出。但甲状腺储存的碘只够维持身体 2~3 个月的需要。尤其生活在缺碘地区的人，停止补碘 2 个月以上，碘缺乏病就会再度出现。

现状是，我国绝大多数地区都属于缺碘地区，并且这一现状短时间得不到改变，所以多数人都需要长期食用碘盐。

全国生活饮用水水碘含量省级数据

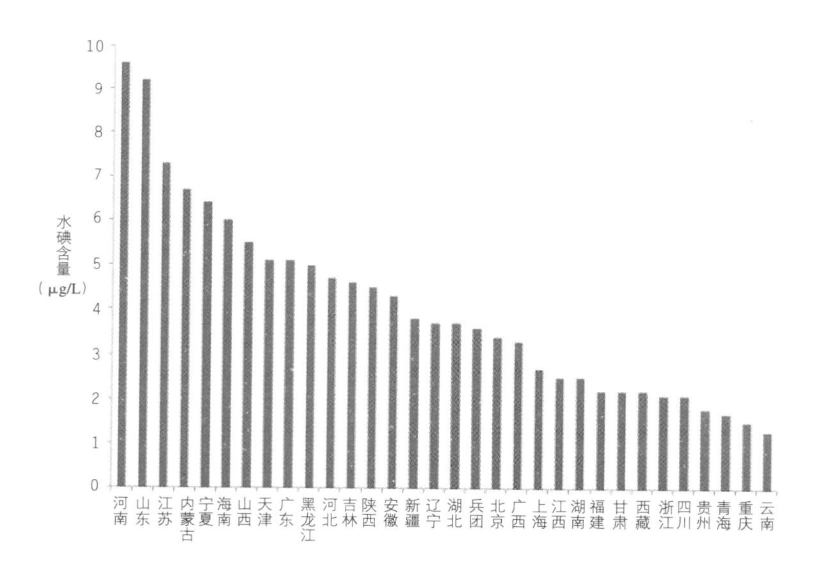

注：引自《全国生活饮用水水碘含量调查报告》（不包括港、澳、台地区）

另外还有少数地区属于高水碘地区。为了预防高水碘危害，我国一直在实行高水碘地区供应不加碘盐的做法。

怎么才能知道自己是不是生活在高水碘地区，怎样选择食盐呢？

最简单的办法——当地正规超市里主要卖什么盐，我们就吃什么盐。

因为不同地区已经按照当地水碘情况和国家标准选择了合适的盐碘浓度，而且数据也在不断精细化之中。

不同地区选择的盐碘浓度

盐碘浓度（mg/kg）	省级行政区
25	陕西、海南、湖北、广西、江西、安徽、云南、山西、江苏、福建、内蒙古、山东、浙江、吉林
30	四川、甘肃、贵州、青海、湖南、重庆、河南、宁夏、西藏、天津、上海、新疆（含新疆生产建设兵团）
25/30	黑龙江、辽宁、河北、北京、广东

注：引自《中国居民补碘指南》（不包括港、澳、台地区）

沿海地区还需要吃碘盐吗？

2009 年，中国疾控中心调查了福建、上海、浙江、辽宁 4 个沿海省市。不同人群的碘营养状况总体上来看是适宜和安全的，但部分农村妊娠妇女轻度缺碘。

这就会有人问：沿海地区不是最容易吃到海产品吗，怎么还会缺碘？

虽然沿海地区盛产海带、紫菜等富碘食物，但是当地居民食用量和频率并不高。而虾蟹鱼类中的碘含量相对较低，所以沿海地区的碘摄入主要还是来自碘盐。

有甲状腺结节还能吃碘盐吗？

越来越多的人体检后查出甲状腺结节。

通常体检人员会这么说："海鲜少吃。"于是大家纷纷忌口改吃无碘盐，限制碘摄入。

实际上，碘摄入过量或不足都会提高甲状腺结节的发病率。虽然有甲状腺结节的人越来越多，其病因也不清楚，但多数都属于良性，定期复查即可，可以正常食用碘盐。

如果是甲状腺结节并伴有甲亢，那就要遵医嘱，严格限制碘的摄入了。

我们真正要操心的是，盐吃太多。

央视曾经有个节目中的专家做过统计，中国人平均一年一人吃掉了 6.5kg 盐，也就是每天 18g 左右，是推荐量的 3 倍。盐推荐摄入量是每天不超过 6g，大概就一个啤酒瓶盖的量。

这是什么概念呢？打个很不恰当的比喻，也就是说，如果不考虑新陈代谢的话，我们每年应该有 8 个月不吃盐，才能不超出推荐量。

注意，这还是平均数。经常下馆子、叫外卖的朋友们盐就吃得更多了。

还有些高盐食物尝起来并不是很咸，因为其中的盐会和糖等其他调味料混在一起，遮盖住盐的味道。

俗话说“要想甜，加点盐”，就是这个道理。

如果为了预防或控制高血压等疾病，那么盐摄入量最好控制在每天 3g 以下，其他人群食用量可参照膳食指南。

推荐的不同人群食盐、烹饪油和饮水摄入量

项目	幼儿（岁）		儿童少年（岁）			成人（岁）	
	2~	4~	7~	11~	14~	18~	65~
食盐（g/d）	<2	<3	<4	<6	<6	<6	<5
烹饪油（g/d）	15~20	20~25	20~25	25~30			
水（ml/d）	总 1300	总 1600	1000~1300		1200~1400	1500~1700	
（杯/日）			5~6 杯		6~7 杯	7~8 杯	

注： 2~6 岁儿童的总水摄入量包括了来自粥、奶、汤中的水和饮水，1 杯水约为 200~250ml，引自《中国居民膳食指南 2016》

老爸评测想说，养生不是泡枸杞、喝花茶，而是养成良好的生活习惯。就像瘦身一样，其实没有什么捷径可走。控盐也是一样，从淡口变重口，可能只需要一顿饭的时间，但从重口变淡口可就难了——但这并非不可能。

碘是人体所必需的，盐也是如此。它们并没有错，错的是我们没节制。

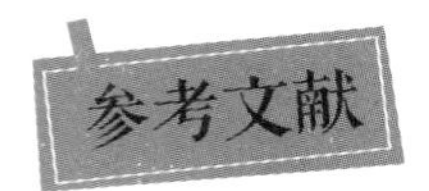

◎ 中华医学会地方病学分会，中国营养学会，中华医学会内分泌学分会. 中国居民补碘指南 [M]. 北京：人民卫生出版社，2018.

◎ 中国营养学会. 中国居民膳食指南 2016[M]. 北京：人民卫生出版社，2016：107-111.

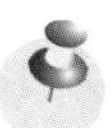

04 相比普通榨汁机，破壁机真能带来更高的营养价值?

榨汁机应该很多人都用过，榨果汁、做豆浆非常方便，但是不知道从什么时候起，榨汁机听到的越来越少，取而代之的叫“破壁机”。

这名字让人感觉这个小电器瞬间高端了，而且价格也高了很多。从名字上看，破壁机好像给人一种威力很猛，什么都能破坏的感觉。

卖破壁机的商家们通常都喜欢这样宣传：食用未破壁的蔬果，大约只有 10%~20% 的营养成分被人体吸收，蔬果的大部分珍贵营养成分都浪费了，而破壁后的吸收率高达 90% 以上，所以破壁机对人体健康更有帮助。

以前商家们这么说估计能忽悠不少的消费者，但现在凡是主打健康养生的产品，大家都会留个心眼。追求健康养生没错，但盲目追求就容易上当受骗。

破壁，破的什么壁

首先破壁中的这个“壁”指的就是细胞壁。中学生物书上说过，植物细胞壁的主要成分就是纤维素，是细胞的骨架，起到保护内部结构的作用，阻止水分和营养物质的通过。

但其实植物细胞壁是很容易被破坏掉的，只要吃进我们的身体，肠胃里的消化液会把大部分细胞壁打破，而没有必要用什么高转速的破壁机。更不会存在商家们宣传的那种情况，要是直接吃水果蔬菜，营养成分不能很好地被吸收。难道破壁机出现前大家都营养不良？

破壁机的缺点

大家都知道速度越快，摩擦越多，产生的热量就越多。食物的温度提升得越多，就越会破坏果蔬中的维生素 C 等营养成分。

另外超高转速带来的离心力是很大的，对破壁机杯身的材料以及刀头的硬度都有更高的要求。塑料在高温的条件下容易溶出其中的添加剂成分，一般塑料都是避免高温使用的，塑料 + 高转速并不是一个好的选择。

此外，部分水果比如车厘子、西梅、苹果、梨的核里面含有微量的氰化物，对人体是有害的。为了方便或者图省事，使用破壁机连核一起处理的话，食用后可能会产生严重不良反应。另外，很多农药是残留在果皮上的，使用破壁机制作果汁时应该注意削去外皮或者清水清洗干净。

破壁机的优点

因为破壁机的超高转速，它可以将果肉的细胞彻底粉碎，这样果肉细胞中的纤维素也会被均匀打散，做出来的果汁特别细腻，不仅口感好，而且因为纤维素的存在，这样的果汁可以增强肠道蠕动，促进消化吸收。

榨汁机只能制作比较软的水果，比如草莓、猕猴桃、雪梨、橙子，对于比较硬的果蔬，比如苹果、胡萝卜，可能做出的果汁就不够细腻。破壁机对于硬的果蔬和五谷坚果都可以处理，比如小米、黄豆、花生、核桃等。

但归根结底，破壁机其实就是一个超高速的粉碎机。

破壁机适合什么人群

牙口不好的儿童和老人、追求口感的美食家、讲究膳食均衡的人，可以用破壁机把多种蔬果混合处理。对大多数人来说，直接食用一些果蔬就可以了，不要被吹得天花乱坠的商家们迷惑。

怎么选破壁机

1. 预算允许的情况下，买功率大、转速快的。

2. 选钝刀头的，降低食材（特别是坚硬的食材）对刀头的损伤。

3. 不怕不识货，就怕货比货。让商家现场实际操作给你看，如果做出来的果蔬汁渣滓的口感很明显，那就算了。好的破壁机，做出来的果蔬汁没有（或者说极少有）渣滓感。

4. 如果预算很充足，可以买商用款，或者多加一个静音罩。大功率的破壁机，噪声确实很大。

5. 如果要海淘或代购的话，注意电压。很多美国货、日本货是适用 110V 电压的，我国的电压是 220V。

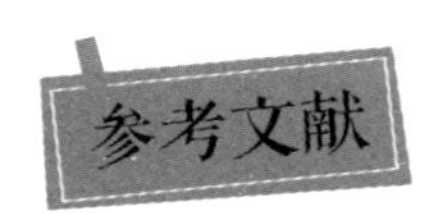

◎ 李丽，刘晔玮，赵剑喜，等. 高速剪切技术破碎油菜蜂花粉细胞壁工艺 [J]. 食品科学，2012，33（12）：97-101.

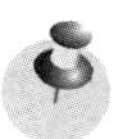

05 枕头，可不仅仅是用来枕“头”的！

人的一生，大约有 1/3 的时间是在睡眠中度过的。一直陪伴你度过这 1/3 人生时间、让你舒适入睡的，不仅有你的爱人，还有枕头。

从字面看，枕头就是用来枕“头”的工具。但你以为的不一定就是你以为的，枕头，还真不是单纯用来枕“头”的。

枕头的错误使用方法

1. 枕的位置不对

很多人习惯用枕头垫着头、让颈椎悬空，其实这是个错误的枕法。这样会使颈部肌肉得不到休息，导致颈椎病或失眠等问题发生。

2. 枕头的高度不合适

长期使用高度不合适的枕头，会使颈椎某处屈曲过度，会对此处的韧带、关节囊、脊髓及椎体等部位造成不利影响，甚至引发颈椎病。

如何正确使用枕头

回到最开始的问题，其实枕头不是用来枕头的，而是用来枕脖子的。当我们平躺时，脖子和床中间会自然存在一个空隙。枕头的作用就是要填充这个空隙，来维持颈椎自然的生理曲度。

1. 若习惯平躺

对这部分人群来说，枕头最高点（支点）的位置，应在颈后正中间，使头颈同时贴到枕头，以衬托颈曲，保持颈部的生理曲度，稳定颈椎。

简而言之，枕上脑袋后，高度最好是你自己一个拳头的高度。

2. **若习惯侧卧**

枕头压缩后，高度约为自己一侧的肩宽，使颈椎与腰椎差不多在同一条水平线上。

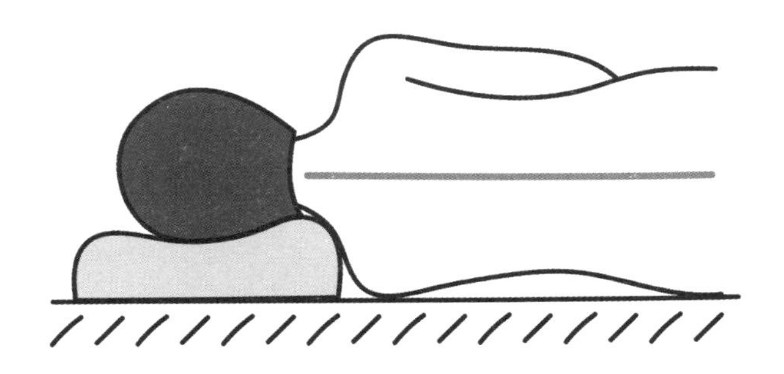

选枕头的小建议

俗话说，枕头选得好，睡觉睡得香。选一个适合自己的枕头，真的很重要。枕型决定头所枕的位置。常见的枕型有以下几种：

1. **扁平型枕头**

扁平型枕头生产制作比较方便，也是家里较常见的。日常使用时，很容易让颈部悬空。除了注意枕芯的软硬程度外，可通过调整头部所枕的位置，让颈部贴合枕头。

2. **S 型枕头**

有研究表明，S 型枕头是常见枕型中一种较舒适的枕头。习惯平躺睡觉的朋友，可选择中间薄、上下两边抬高的枕头。使用时，颈后高与枕后高的距离差在 1cm 以内为宜。

3. **方型枕头**

方型枕头会将头部抬得很高，导致颈部前倾。

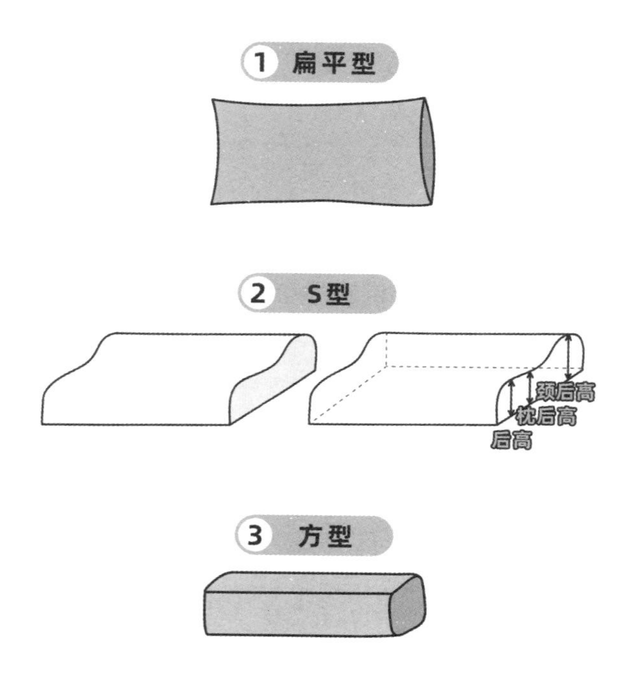

另外，枕头的宽度最好是肩宽的 1.5 倍，睡觉时，头不易从枕头上滑下来。除了枕型，枕头的软硬程度也要关注，选择要适中。

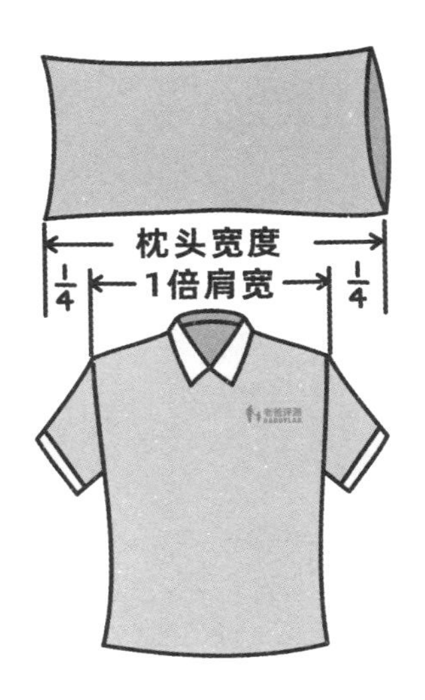

枕头太硬的话，与头的接触面积小，头皮会硌得不舒服；反之太软的话，难以保持高度稳定，同样会不利于睡眠。

不多说，赶紧回家看看，你的枕头选对了没！

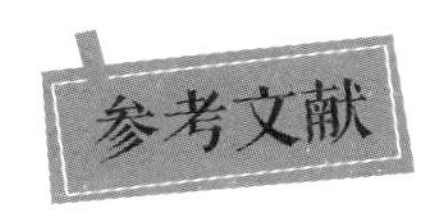

◎ 苏翠娟，孙光武．对科学使用枕头防治颈椎病的建议 [J]. 中国矫形外科杂志，2002，10（11）：1143.

◎ 何艳梅，陈英，唐世君，等．枕型对睡眠舒适性的影响 [J]. 北京服装学院学报，2005,25（4）：40-47.

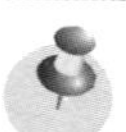

06 果汁饮料、鲜榨果汁、100% 纯果汁都不如它好！

果汁饮料≠果汁

果汁饮料，大类叫果蔬汁饮料。国家标准 GB/T 31121-2014《果蔬汁类及其饮料》对果蔬汁饮料是这样定义的：以果汁（浆）、浓缩果汁（浆）或蔬菜汁（浆）、浓缩蔬菜汁（浆）、水为原料，添加或不添加其他食品原辅料和（或）食品添加剂，经加工制成的制品。

来看看国家标准 GB/T 10789-2015《饮料通则》对果汁及其饮料是如何分类的。

果蔬汁及饮料分类

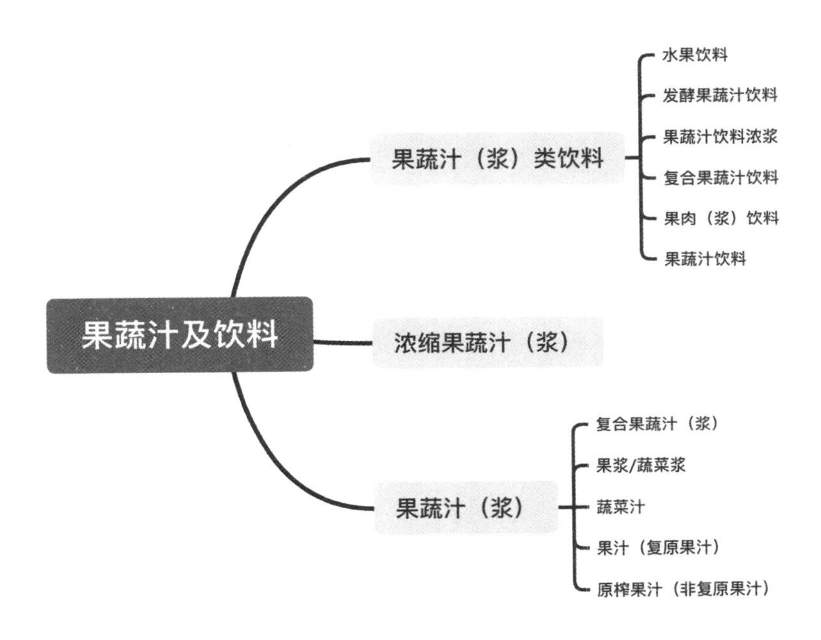

《果蔬汁类及其饮料》中规定了果汁含量的指标要求。果蔬汁：果汁（浆）或蔬菜汁（浆）含量为 100%，只允许添加糖、酸味剂、食盐等调整口感，不可添加其他食品添加剂。果汁饮料：果汁（浆）或蔬菜汁（浆）含量≥ 10%，允许添加食品添加剂。水果饮料：果汁（浆）含量≥ 5% 且 < 10%，允许添加食品添加剂。

所以，果汁饮料≠果汁！果汁有分类，营养价值各不同。果汁分 4 类：鲜榨果汁、100% 果汁、NFC 果汁和冷压果汁。

营养价值从高到低排序，分别是：

冷压果汁 > 鲜榨果汁 > NFC 果汁 > 100% 纯果汁。

如何得出这个结论？下面来分类细说一下。

1. 冷压果汁

冷压，严谨一点应该称为“冷压技术”，顾名思义，这是一种压榨方法。该技术就是利用压榨的方法，在低温状态下通过压力将水果中的水分挤压出来，在工作的过程中最大限度保留果汁中不耐热的维生素等成分。

HPP（High Pressure Processing）：超高压杀菌技术，让果汁承受 600MPa 的高压，在这种环境下，绝大多数微生物无法生存。

二者结合生产出的果汁就是我们说的冷压果汁。

2. 鲜榨果汁

使用新鲜水果榨出来的汁。一般出现在水果店、餐厅，或在家中用榨汁机现榨。

鲜榨果汁保留了大部分的果肉和香味，但是因为没有杀菌，极易氧化和变质，鲜榨果汁一般建议 2 个小时内食用完。

3. NFC 果汁

NFC 是 Not From Concentrate 的缩写，意思就是非浓缩还原。说通俗一点，NFC 果汁就是水果原汁，有些产品会采用“原榨”这一概念。

其与鲜榨果汁的区别就在于保质期长短不同，NFC 果汁经过巴氏杀菌，在冷藏条件下可以保存一个月左右。

4.100% 纯果汁

这种果汁确切的叫法应该是浓缩还原果汁，即复原果汁。仔细看 100% 果汁的配料表，不难发现，配料为水、浓缩果汁。

很多人都会有一个误区，认为 100% 纯果汁就是鲜榨果汁。错！实际上 100% 纯果汁≠鲜榨果汁！

浓缩果汁是指把水果榨出汁，经高温或真空浓缩而成的果汁。通俗一点说，就是先从果汁中除去一定比例的水分，之后再添加适量的水分，将其还原而成果汁。

“100%”的含义并不是指“鲜榨的原汁”，而是取决于其中加入水的含量。比如浓缩果汁去掉了原果汁中 80% 的水，在还原时加入 80% 的水，这就是“100% 纯果汁”。

为什么要如此复杂地去水浓缩再加水呢？当然是为了便于保存和运输。这种操作的缺点是，在浓缩的过程中，部分水溶性的香味物质会与水一起蒸发掉。此外高温杀菌的过程也会使果汁风味发生改变。这时就要使用香精香料来保持果汁的色泽和香味，这也是为什么浓缩果汁没有鲜榨果汁味道好的原因。

鲜榨果汁好还是直接食用水果好?

很多家长都喜欢买鲜榨果汁给孩子喝，其实鲜榨果汁并没有我们想象中的那么好。

水果的主要成分包括果胶、纤维素、膳食纤维、抗氧化的多酚类物质、维生素C、胡萝卜素、花青素、有机酸等。在食用水果时，因为含有纤维素、膳食纤维等耐嚼成分（果胶、纤维素、膳食纤维是产生饱腹感的重要物质），所以糖的占比并不大。

某些果胶、纤维素、膳食纤维等不溶于水，在压榨的过程中会和残渣一同被抛弃，糖分却全部进入到果汁中。果汁虽然保留了维生素C、抗氧化的多酚类物质、有机酸等，但是糖分的占比却大大增加。所以，喝鲜榨果汁，不如直接食用水果！这就是为什么一次吃一个橙子就会有饱腹感，一次却可以喝下250mL橙汁。而榨一杯250mL的橙汁，需要中等大小的橙子3到4只。

鲜榨果汁为何不如冷压果汁

从技术层面来讲，传统方法榨的果汁，未经过钝化酶的作用，导致果肉细胞破碎时多酚氧化酶等的释放，进而催化多酚类物质发生氧化反应，生成有色的醌类，即褐变。

榨果汁时榨汁机刀片高速旋转，瞬间产生的热量会加速果汁的氧化。而冷压技术可以有效避免褐变反应，并且通过HPP，整个过程不产生热量，有效避免了因为氧化而造成的营养损失。

还有巴氏杀菌和超高温灭菌，虽然都是在短时间内杀菌，但都会使果汁达到一个很高的温度，对果汁造成一定的营养和风味的损失。而冷压技术和 HPP 都在低温下进行，无疑使果汁的营养和风味损失降到最低。

综合来讲，冷压果汁的营养含量要大于鲜榨果汁。

需要注意的是，冷压技术 +HPP 组合生产出的果汁，并不是不会被氧化，如苹果汁，一般开盖充分接触空气后 4~5 个小时就会慢慢被氧化掉。

老爸评测建议

1. 购买时看清标识，是哪一类的果汁。

2. 想喝高营养含量的果汁，请选择冷压果汁。

3. 肥胖、糖尿病、减肥人群不建议喝果汁，糖分太高。

4. 果汁饮料最没营养，想给孩子补充维生素的家长请绕行。

5. 冷压果汁价格不低，成长期儿童建议直接食用水果。

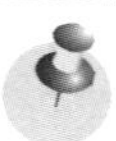

07 蚝油这个常见调味品，实测颠覆认知，用错影响健康！

家庭常备的厨房调味品有很多，我们评测科普过盐、白糖、酱油、鸡精等，别说，“坑”还真不少。而今天要说的这类调味品，和鸡精的情况有点像，但又不完全相同。很多人都喜欢用它来调味，尤其在广东，不少粤菜都少不了它的帮衬。

没错，我们这次想要聊聊蚝油。

蚝油中真的有生蚝吗?

蚝油质地浓稠，不仅颜色诱人，味道也很鲜美。但即使是经常吃蚝油的人，可能对它也并不了解。大家大多会想当然认为，蚝油不就是生蚝浓缩而成的精华嘛！事实并非如此。

我们送检了 4 款蚝油到有资质的专业实验室，检测蚝油中的牡蛎源性成分（牡蛎就是生蚝），涉及两个知名品牌下不同价位不同配方的蚝油，都是大家常买的。检测结果是均未检出牡蛎源性成分。也就是说，这 4 款蚝油里面并没有生蚝。虽然没检出牡蛎源性成分，但这 4 款蚝油依然合理合法，关键在于“蚝”。

蚝油中的“蚝”

蚝油里的“蚝”到底是什么呢？看下配料，原来是来自蚝汁（蚝、水、食用盐）。

某蚝油配料表

【配料表】：水、白砂糖、食用盐、蚝汁（蚝、水、食用盐）、谷氨酸钠、羟丙基二淀粉磷酸酯、小麦粉、焦糖色、山梨酸钾

直白地说，蚝汁就是盐水煮生蚝，捞出生蚝后，锅里剩下的汤。至于捞出来的生蚝，据行业内的人说，很多都拿去做牡蛎粉了。根据国家标准规定，是可以用牡蛎蒸煮后的汁液制作蚝油的。但别看蚝油颜色诱人、质地浓稠、味道鲜美，其实这些都跟蚝汁没太大关系。

蚝油质地浓稠，主要归功于淀粉。

淀粉在一定温度下会发生糊化而变浓稠，比如我们用淀粉勾芡、冲泡藕粉等，都是这个原理。另外，有的蚝油还会加一些面粉或黄原胶等，让质地变得更浓稠而不易散。

传说蚝油的发明来自一场意外。有个人煮生蚝忘记关火，导致生蚝被煮焦了。他没舍得扔，还尝了一口，发现味道非常鲜美，于是把它当成了调味品。这就是最初的蚝油，也的的确确是用生蚝做的。

而现在的蚝油都是调制成的，原料不再是生蚝，而是蚝汁。这样的蚝油，鲜味儿是远远不够的，只能再加糖、盐、谷氨酸钠（味精）、呈味核苷酸和酵母抽提物等来增鲜，这才有了最终的鲜美味道。

至于蚝油颜色的调节，这是最简单的，加点色素“焦糖色”就可以了。焦糖色是一种合法的食品添加剂，挺常见的，有些酱油中也会添加。

蚝油的正确使用方法

蚝油只不过是一种很普通的调味料，跟我们吃的鸡精、味精差不多。

但为了更好地保留蚝油的鲜味儿，建议最好出锅前再倒入蚝油，避免因加热使鲜味降低。

要注意的是，如果菜里已经加了蚝油，那鸡精、味精、酱油和盐，就要少放点了。毕竟蚝油本身就能起到提鲜增咸的作用，且这些调味料都属于高盐食物。大家可千万别忘了控盐啊！

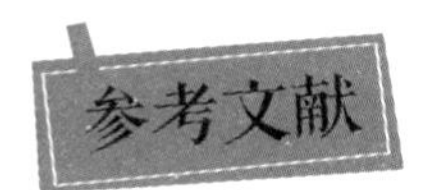

◎ 胡厨厨. 你吃的蚝油，不是“油”也没有“蚝”[EB/OL].（2018-11-28）[2020-06-01]. https://zhuanlan.zhihu.com/p/46680462.

◎ 中华人民共和国国家卫生和计划生育委员会. 食品安全国家标准 食品添加剂使用标准：GB 2760-2014[S]. 北京：中国标准出版社，2015.

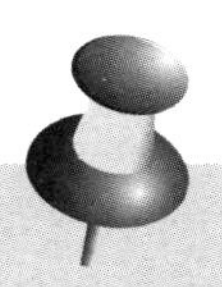

第四部分

常识，身体知道答案

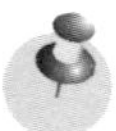

01 “酸碱体质理论”为什么不靠谱?

食物酸碱性是什么?

食物的酸碱性其实不是测酸碱度这么简单。从食品化学和食品分析学的角度来讲，食物的酸碱性其实就是“食物的灰分”。灰分是指食品经高温灼烧后残留下来的无机物。灰分溶于水后溶液的 pH 值，决定了食物的酸碱性，食物也就有了对应的酸碱性。灰分 pH 值小于 7，食物就是酸性的。

营养学是按照食物经人体消化吸收后产生代谢产物的酸碱性来判定食物的酸碱性，并不是按照我们尝起来的食物口感，或者食物本身的 pH 值。这个判定的指标叫 PRAL——潜在肾酸负荷（Potential Renal Acid Load），指的是每 100g 食物吃进身体之后，经过消化吸收和代谢，最终产生酸性代谢产物的多少。

“酸碱体质理论”拥护者经常说：“柠檬太酸，不能多吃；

可乐是不健康的酸性物质。”可事实上，这两种食物还真不是酸性食物。下面，让我们看看几种常见食物的酸碱性。

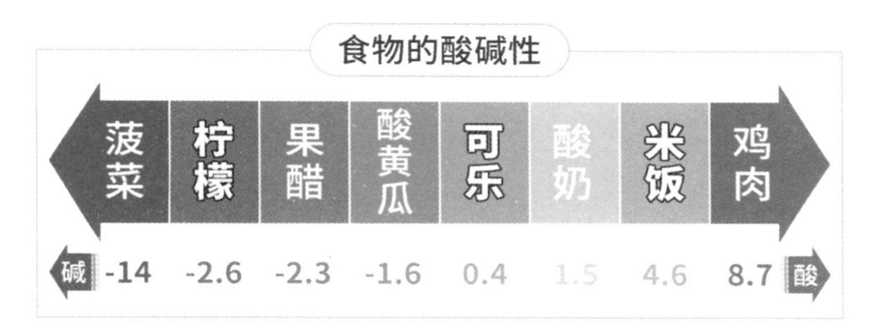

注：PRAL=0 代表食物代谢后是中性的，PRAL > 0 代表食物代谢后是酸性的，PRAL < 0 代表食物代谢后是碱性的

这个结果是不是很反直觉？柠檬在体内代谢后产生的物质竟然是碱性的，可乐的酸碱性则偏中性，而鸡肉竟然这么酸！

这是因为蛋白质中含有磷、硫和有机酸，代谢后的产物是酸性的。蛋白质含量高的食物会偏酸性，比如肉、蛋和奶。而水果和蔬菜因为矿物质含量较多，代谢后的产物则是碱性的。

酸性食物吃多了会让人成为酸性体质？

答案是不会！

靠饮食是没法改变血液酸碱性的。人体自有一套强大的生理缓冲系统，我们血液里有碳酸氢盐、磷酸盐等缓冲物质，可以调节血液波动的 pH 值。消化系统、呼吸系统和肾脏让正常人血液的 pH 值精确地稳定在 7.35~7.45 之间。有医学常识的人都知道，人体血液是碱性状态，吃再多酸性食物，也不可能变成酸性。如果你的血液 pH 值真的低于 7.35，那你已经处于严重酸中毒状态，这是疾病或药物造成的，不要让可乐、柠檬、醋、红肉来“背锅”。

酸碱体质没有任何科学依据

从上述表述可以看出，正常人体内的血液 pH 值是非常稳定的。更何况，除了血液环境外，人体其他部位的酸碱性也并不一致。比如胃部环境是强酸性的（pH0.9~1.5），而肠道中是碱性的。所以人体是酸碱共存的状态，并不存在所谓酸碱体质之说。

还是那句老话，与其关注酸碱体质，不如关心饮食均衡。

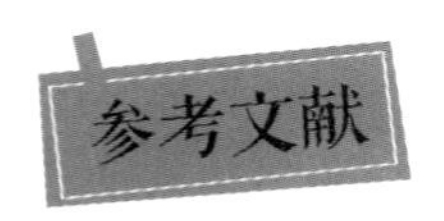

◎ 耿珊珊，蔡东联．食品的酸碱性与成酸性、成碱性食物 [J]. 食品与生活，2004，（7）：14-15.

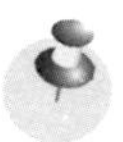

02 喝酒脸红是酒量好？什么样才算喝多了？

春节前后是医院急诊的高峰期，喝酒把自己喝进医院的人可不在少数。比如公司年会，人多啊，得喝；又比如过年串门走亲戚，开心啊，得喝。殊不知，觥筹交错间，大有学问。

喝酒容易脸红，是酒量好吗？

坊间常言，喝酒容易脸红的人，往往酒量都不会差。

大错特错！

其实一喝酒就脸红的人，反而是酒量不好的那个。同样是喝酒，别人几杯下肚面不改色，你只喝了几口，就满面通红。千万别掉以轻心，这是“中毒”的表现，你中了乙醛的“毒”！

酒被喝下去后，主要经胃和小肠吸收，然后迅速分布于全身各处。90% 的酒精（乙醇）在肝脏代谢分解，产生水和二氧化碳；

10% 的酒精（乙醇）直接从肺呼出或从尿中排出。

酒精在肝脏内代谢有几个步骤，代谢过程中会生成乙醛，乙醛是有毒的，可以使血管扩张。我们遇到有人喝酒脸红，就是乙醛没有及时代谢的表现。

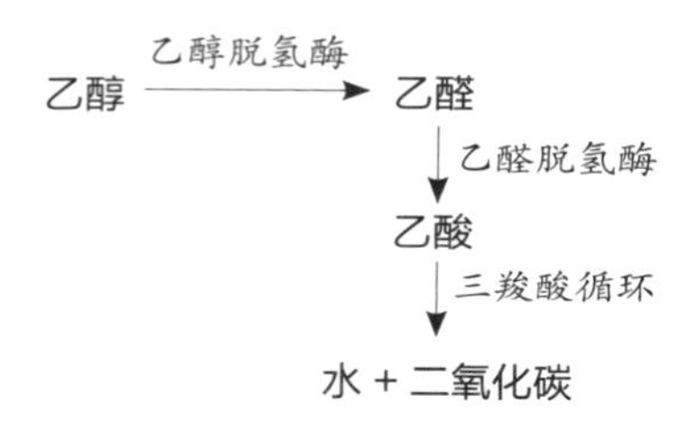

酒精在肝脏中的代谢过程

一喝酒就脸红的人，可能是体内缺少乙醛脱氢酶，无法及时把乙醛分解成乙酸，造成乙醛在体内堆积，从而引起乙醛中毒。而乙醛脱氢酶比较丰富的人，能够及时把乙醛代谢掉，喝酒就不容易脸红，也就是大家常说的喝跟没喝一个样儿、酒量较好的人。

所以酒量好不好，其实很大部分是由基因决定的。遇到喝酒脸红的人，就别劝酒啦。

喝成什么样算是喝多了?

喝多的人总是会说自己没喝多，又唱又跳又话多，却始终坚信自己没喝多，其实这已经是酒精中毒的表现了。

急性酒精中毒有 3 个阶段：

· 兴奋期：喝到这个阶段，人会产生快乐感，变得兴奋话多，情绪也会不稳定，如喜怒无常、粗鲁无礼，甚至会有攻击行为等。

· 共济失调期：这个时期人会走路不稳，口齿不清，视线模糊，行动笨拙，恶心呕吐，想睡觉。

· 昏迷期：这个时期喝酒者处于昏迷状态，叫他几乎没反应。人会瞳孔放大、体温降低、血压下降、呼吸减慢且有鼾声，严重者会发生呼吸循环衰竭而危及生命。

过量饮酒的后果

喝酒喝到酒精中毒的人，苏醒后常伴有头痛、头晕、乏力、恶心、胃口差等症状，少数会出现低血糖症、肺炎、急性酒精中毒性肌病等并发症，可引发：

· 肝损伤（酒精性脂肪肝、酒精性肝硬化）

· 痛风

· 心血管疾病（高血压、脑卒中）

· 胎儿酒精综合征（限女性）

如果单纯是轻度醉酒，可不用治疗，居家休息观察即可。注意勿平躺，应采取侧卧位，防止呕吐物误吸进肺里。醉酒严重者一定要及早送医。

咖啡、浓茶能解酒吗？

大家常讲的喝酒后喝咖啡、喝浓茶以解酒，都是谣传而已。这种做法不但不能解酒，还会加重身体的负担，以后还是不要尝试了。

如果不得不喝酒，怎样喝能减少伤害？

相信大多数人都是没有酒瘾的，更多是在工作等场合下不得不喝。那怎样喝才能减少伤害呢？请牢记下面这4点。

1. 千万不要空腹喝酒

空腹喝酒不仅容易对胃肠黏膜造成损伤，还会使酒精的吸收速度加快。所以，喝酒前先吃点东西垫垫肚子，比如先吃个半饱再喝酒，这样可以减少对胃肠道的损伤，减少酒精的吸收。

2. 适度饮酒，不要酗酒

以酒精量计算，中国营养学会颁布的《中国居民膳食指南2016》建议：成年男性每天酒精量不超25g，女性不超15g。

成年人一天饮酒量上限

男性≤ 25g	啤酒 750ml	葡萄酒 250ml	38° 白酒 75ml	高度白酒 50ml
女性≤ 15g	啤酒 450ml	葡萄酒 150ml	38° 白酒 75ml	高度白酒 50ml

这个量该如何计算呢?

摄入酒精克数≈饮酒量（ml）× 酒精度（%）×0.8。

当然，以上的酒精限量只是参考值，每个人的酒精耐受量是不同的。但别抱着侥幸态度，以此为借口饮酒，还是得控制饮酒量。

3. 酒不要混着喝

喝酒最好只喝一种酒，不要同时喝多种品类，尤其不要在白酒中兑碳酸饮料和啤酒。

碳酸饮料和啤酒中含有较多的二氧化碳，会促进酒精的吸收，从而加剧酒精对身体的刺激。这也是为什么掺着喝酒醉得更快的原因。

4. 喝酒不吃药，吃药不喝酒

这一点大家一定要重视！安全起见，用任何药期间都不宜喝酒，比如头孢哌酮、头孢曲松、头孢噻肟，及甲硝唑、酮康唑。

尤其是头孢类药物，会影响酒精在体内的代谢，引起双硫仑样反应。双硫仑样反应，主要表现为面部潮红、胸闷气短、头痛恶心、心率加快、四肢乏力，严重者会血压降低、呼吸困难，甚至会有生命危险。一定要养成看说明书的好习惯，一般药物的说明书上都会有注意事项的说明，比如用药期间避免饮酒。

喝酒，可能是开心图个气氛，可能是应酬不得不喝。但无论哪种原因，喝酒对身体健康都是有影响的，能不喝还是不喝的好。尤其逢年过节，场面话绝对少不了，与其死命地陪酒敬酒，不如学学如何挡酒。实在逃不掉的，切勿贪杯，也不要因为自己酒量好就满不在意，身体素质都是在变化的，谁也不知道下一个喝倒的是谁。

另外，孕妇、哺乳期妇女、儿童、青少年及开车的人群，千万不能喝酒，原因就不用多说了吧，大家都知道。

最后借酒这个话题，有几句心里话和大家说说。

酒桌文化，不知什么时候开始变了味道，是时候改变一下了，身体才是最重要的。酒桌上高兴也好，悲伤也罢，宣泄总会有万般方法，但是，请别再劝酒了！

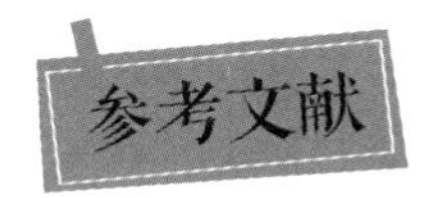

参考文献

◎ 沈洪，刘中民. 急诊与灾难医学（第 3 版）[M]. 北京：人民卫生出版社，2018：152-153.

◎ 中国营养学会. 中国居民膳食指南 2016[M]. 北京：人民卫生出版社，2016：112-114.

◎ 急性酒精中毒诊治共识专家组. 急性酒精中毒诊治共识 [J]. 中华急诊医学杂志，2014, 23（2）：135-138.

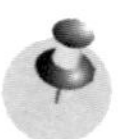

03 每天要喝 8 杯水真的可信吗?

生活中我们常听家人唠叨，每天要睡够 8 小时，每天要喝够 8 杯水。那么问题来了，我们一定要精确到喝 8 杯水吗?

“水是生命之源”，这话不假。但水做的可不是只有女人，还有男人。女性身体中 60% 是水，而男性身体中 70% 都是水。

2007 年，四大顶级医学期刊之一的《英国医学期刊》发表了一篇文章讲述了那些年我们一起追过的“医学神话”，其中一个“神话”讲的就是“人们每天要喝 8 杯水”。

多喝水虽有利于健康，但一定要精确到喝 8 杯水吗? 当然不是! 该文章称，这一说法可能只是源自 1945 年美国食品与营养协会的一个建议，“一个成年人每天需要 2.5L 水”。但这个建议后面，其实还有一句话，“平时吃的食物里已包含了大部分水”。也就是说，2.5L 水不只是指喝入口的水，还包括吃的食物中的水分。

8 杯水的杯子有多大

《中国居民膳食指南 2016》建议，每天办公室家里两头跑的人，要喝 1500~1700ml 水。换算一下，等于要用 200ml 的纸杯喝 7~8 杯水。但具体还是要视实际情况而定，比如运动量大或夏天炎热、冬天干燥时，就要喝更多的水。如果天气潮湿，水果蔬菜、粥吃得多，也不是非喝 8 杯水不可。

中国居民平衡膳食宝塔（2016）

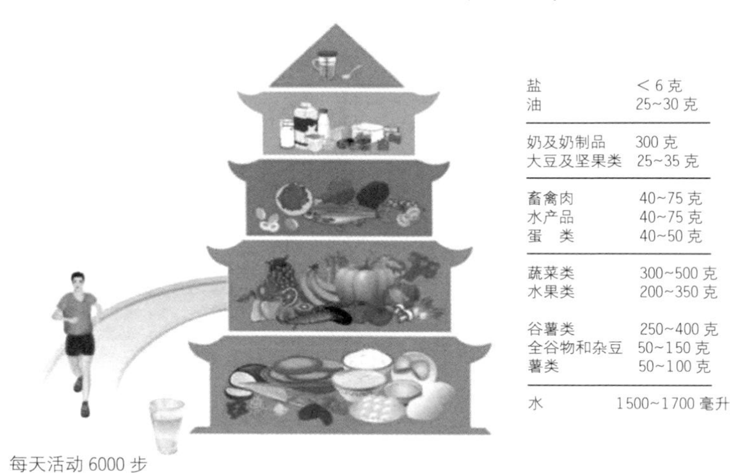

8 杯水怎么喝

我们说的 8 杯水指的是白开水、茶水、纯牛奶、矿泉水等。如果实在难以下咽，根据喜好放一点新鲜的柠檬、橘子、百香果也是可以的。

早晨起床后可空腹喝一杯水，因为睡眠时的隐性出汗和尿液分泌损失了很多水分，起床后虽无口渴感，但体内仍会因缺水而血液黏稠，此时饮水可降低血液黏稠度，增加循环血容量。睡觉前也可喝一杯水，有利于预防血液黏稠度增加。

饭前喝水有助于控制进食量，想瘦的朋友可以试试。

口渴再喝水可以吗?

我们的身体每时每刻都在失水——皮肤蒸发、出汗、上厕所。不同人不同情况，每天 8 杯水也不是绝对的，日常判断自己是否缺水，最简单的办法就是是否口渴和少尿。尿液变黄也说明喝水少了，尿液的颜色会随着缺水的程度而加深。这也就有了另一个说法——口渴是极度缺水的标志。经常有人说，等到口渴再喝水，人其实已经脱水了。难道日饮 8 杯水还有升级版——“8 杯水要提前喝”？

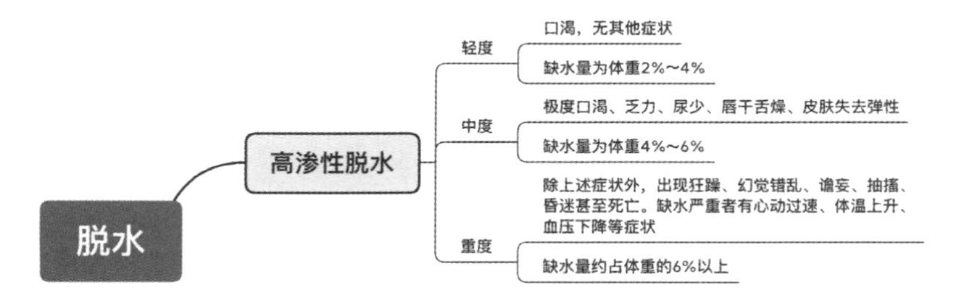

注：引自《外科学》，人民卫生出版社 2008 年版

当失水达到体重的2%时，差不多是轻度脱水了。但身体没这么傻，失水1%时，你就已经开始口渴了。

体内失水导致的体重下降百分比与相应症状

体重下降（%）	症状
1	开始感到口渴，影响体温调节功能，并开始对体能发生影响
2	重度口渴，轻度不适，压抑感，食欲减低
3	口干，血浓度增高，排尿量减少
4	体能减少20%~30%
5	难以集中精力，头痛，烦躁，困乏
6	严重的体温控制失调，并发生过度呼吸导致的肢体末端麻木和麻刺感
7	热天锻炼可能发生晕厥

应该多喝水吗?

虽然科学家还无法确定一个人每天最多能喝多少水，但多数人都达不到8杯水这个量，呼吁这些人多喝一点水没问题。稍微多喝点水有利于身体排除一些代谢废物。但凡事都有限度，当你感觉自己已经“喝饱了”时，便无须过度追求饮水，喝水太多反而会增加心脏和肾脏的负担。

另外，喝水切勿太急太快，重缺水情况下短时间内大量饮水可能引起低钠血症。每小时在700ml范围内，每次大约400ml

以内是一个喝水比较安全的量。

口渴是身体给你的缺水信号，虽然感到有点口渴时就去喝水也算及时，但还是养成主动喝水的习惯更好。比如久坐办公室的朋友们，坐久了要起来活动一下，正好去接杯水，什么也不耽误，这样就最好不过了。

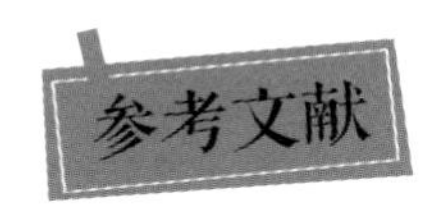

◎ VREEMAN R C，CARROLL A E. Medical myths[J]. BMJ，2007，335(7633)：1288-1289.

◎ 中国营养学会 . 中国居民膳食指南 2016[M]. 北京：人民卫生出版社，2016.

◎ 吴在德，吴肇汉 . 外科学 [M] . 北京：人民卫生出版社，2008.

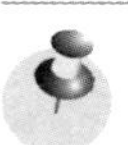

04 微塑料循环，最后竟循环到我们肚子里？

2018 年年初的时候，有篇关于喝瓶装水会致癌的文章在朋友圈、微信群里疯传。很多家长都很恐慌，也来咨询过我们。当然，这篇文章已被辟谣，证实是不实消息。但里面提到的一个名词——微塑料（Microplastics），引起了很多家长的好奇。

微塑料听起来科技感十足，实际就隐藏在我们日常生活中。

何为微塑料

塑料在现代生活中已是必不可少的一种材料，而微塑料的主要来源之一就是塑料。

微塑料这个概念，最早是在 2004 年由英国科研学者提出的，被称为“海洋中的 PM2.5”。一般学术界将其定义为小于 5mm 的塑料颗粒。注意了，单位是“毫米”，不是微米、纳米。

微塑料的主要来源有两种：初生微塑料和次生微塑料。

初生微塑料的意思是，从一开始设计生产出来就小于 5mm 的塑料。主要用于个护产品，如牙膏中的塑料微珠，就是初生微塑料的典型代表。

次生微塑料，则是由大块的塑料废弃物，在环境因素的影响下，分裂或降解形成的微小颗粒。简单说就是，大家用的塑料制品，自然分解后成了微塑料。

微塑料的危害

塑料被称为 20 世纪最伟大的发明，其最大的优点是良好的稳定性和抗腐蚀性。然而成也萧何败也萧何，正是这个最大的优点，让如何处理废弃塑料成了困扰人类的一大难题。想等塑料完全自然降解，需按百年来计算。

最先受到明显影响的是海洋生物。

有数据显示，仅 2015 年，美国每天就有近 800 万颗微塑料从陆地排放到海洋等水生动物栖息地。

2016 年，联合国的一份报告记录了 800 多种误食塑料或被其缠绕污染的动物物种，比 1977 年的评估报告要高 69%，当时仅记录了 247 种被污染的物种。而现在这 800 多种物种中，已发现有 220 种物种在自然中摄取到了微塑料碎片。

低营养级生物体内的微塑料，通过捕食进入到高营养级生物体内。被海洋生物体摄入体内的微塑料颗粒可在其组织和器官中转移和富集。许多海洋生物的胃、肠道、消化管等，甚至淋巴系统中均已发现有微塑料的存在。

大家可以细细品味下这段话，想想微塑料的循环，微塑料最终去了哪里。

另外，塑料在聚合过程中使用了数千种不同的添加剂，包括增塑剂、阻燃剂，如多溴联苯醚（PBDEs）等。

这些添加剂约占塑料重量的 4%，随着塑料逐渐降解，添加剂和未聚合的单体会进入到海洋直至海洋生物体内。

除了与塑料本身有关的添加剂外，海洋中的塑料微粒还会从海水中积聚持久性有机污染物，如多氯联苯、多环芳烃和有机氯农药、六氯苯等。它们对塑料的“亲和力”远大于水，在微塑料上的浓度比在周围水中的浓度高几个数量级。

有研究数据表明，每克从海洋沉积到海滩上的塑料中，就含有 0.03~50ng 的常见阻燃剂多溴联苯醚。

对人类的影响

人类处于食物链的顶端，富集在海洋生物体内的微塑料是极有可能最终富集到我们自身身体中的。

2018 年 10 月，来自奥地利维也纳医药大学的菲利普·施瓦布（Philipp Schwabl）的一项研究报告称，在人类粪便中检测出多达 9 种的微塑料，直径在 50 至 500μm 之间。数据显示，平均每 10g 的粪便中就已经含有 20 颗微塑料。

但因为很多因素，截至目前的研究并没有为“微塑料对人体的影响”做最终定论，研究还需更多的理论与数据支持。但并不是说，没有足够的理论数据就代表可以忽视它。现在已经有很多国家都开始重视微塑料的危害。

2014 年 12 月，荷兰、奥地利、比利时和瑞典发表联合声明微珠禁令表。

2015 年，美国国会通过了 2015 年《无微珠水法案》，至 2018 年相关产品全部禁售。

2016 年 11 月，加拿大联邦政府发布官方公报，将全面禁止销售含有塑料微珠的沐浴露、牙膏、按摩膏等日化品，该禁令于 2018 年 7 月 1 日正式实施。

2016 年 9 月，韩国食药处发布了《化妆品安全标准规定》部分修订案行政预告，从 2017 年 7 月开始，韩国将全面禁止化妆品中使用塑料微珠。

2017 年 1 月，新西兰政府发布禁令，计划从 2018 年 7 月开始，禁止生产和销售含有塑料微珠的个人护理产品。

2018 年 6 月，日本上议院通过了一项减少微珠的法案，呼吁企业停止在其产品中使用微珠产品。

国内近年来也在逐渐关注海洋方面的微塑料污染，2017 年，我国将添加塑料微珠的化妆品和清洁用品列为高污染、高环境风险产品。

减少微塑料是个大工程，只靠禁令治理还并不够，比如我们无法改变别人、改变环境，但我们可以改变自己，从自己做起。尽量减少使用一次性塑料制品、外出自带水杯、购物自带购物袋，购买化妆品时养成阅读产品成分标签的习惯、不购买含有塑料微珠的产品……这些都是生活中的细微之处，一项项列出来看似斤斤计较，其实都是随手就可以改变的事。

微塑料不是书本上文献里冷冰冰的概念，它很残忍地存在于我们的生活中。由衷希望可以有更多的人去了解“塑料世界”的现状，希望每个人都可以静下来去思考，我们究竟想要个什么样的世界，什么样的未来？

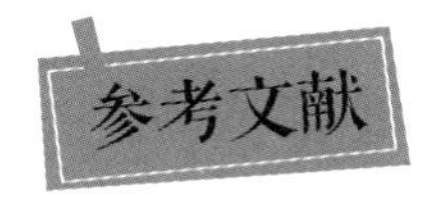

◎ SMITH M，LOVE D C，ROCHMAN C M，et al. Microplastics in Seafood and the Implications for Human Health [J]. Current environmental health reports，2018，5（3）：375-386.

◎ 孙承君，蒋凤华，李景喜，等.海洋中微塑料的来源、分布及生态环境影响研究进展 [J]. 海洋科学进展，2016，34（4）：449-461.

◎ 丁剑楠，张闪闪，邹华，等.淡水环境中微塑料的赋存、来源和生态毒理效应研究进展 [J]. 生态环境学报，2017,26（9）：1619-1626.

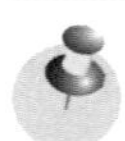

05 3块5和98块的维生素C没区别？区别大了

在我们的印象中，维生素C或许是最神奇的维生素了。美白、抗氧化、预防感冒、提高抵抗力，好像哪里都需要它，父母也把它常挂在嘴边。犹记得小时候药房里的维生素C，还是黄色糖衣的小药丸，内里极酸。现在的维生素C，满大街都能买到，形式也是多种多样。VC片、VC软糖、VC泡腾片，口感越来越甜。不知道补进去的维生素C有多少呢？分别来看看。

药店内维生素C的价格从几块钱到几十块钱不等。价格相差这么多，它们之间有什么区别呢？我们统统买回来测了一下，结果它们还真是有区别。

98块的维生素C，更差劲！

序号	标注每片 VC 含量（mg）	实测每片 VC 含量（mg）	误差率	实测糖含量（g/100g）	价格
样品 1	100	45.30	−54.70%	86.7	98 元（120 片）
样品 2	100	95.99	−4.01%	未测出	3.5 元（100 片）

对，你没看错。98 块钱的保健品维生素 C，实测含量比标注的少了一半，还多送了 86.7% 的糖。敢情多花了 94.5 块钱，就买个偏甜的口味。

再看看 3 块 5 的维生素 C。这款是 OTC 药品，维生素 C 实测含量偏差 4%，不含糖。

要知道，保健品和药品是有区别的。药品写着“国药准字：× × ×”。有 OTC 标志的为非处方的药品，可以在药店或超市买到。瓶子上印蓝帽子的就是保健品。

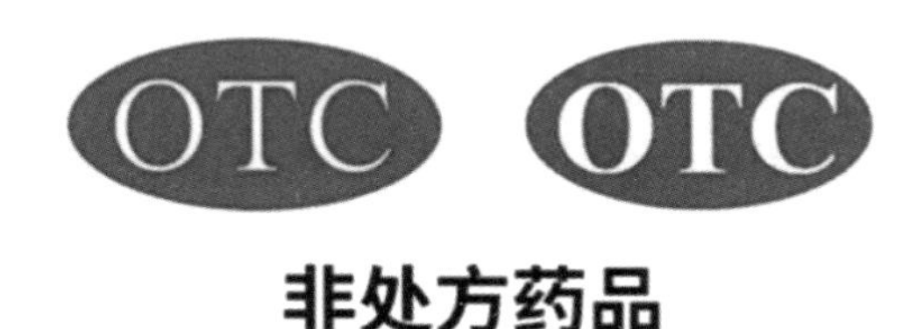

药品是什么意思？就是按国家药品监督管理局规定，它就是卖 1 分钱也要保证安全有效。

保健品呢？是“声称并具有特定保健功能，或者以补充维生素、矿物质为目的的食品”。注意！它是食品！而且只要它成分是安全的，怎么定价就是商家的事。

价格差距这么大，维生素 C 到底值多少钱呢？从某批发网站上购买维生素 C 原料药，大概也就 1000g 40 块钱。换算一下，一片添加 100mg 的维生素 C，成本约合人民币 0.004 元。

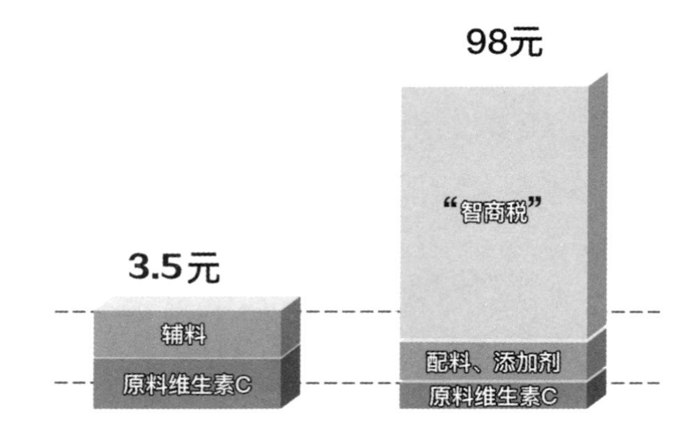

两种维生素 C 成本对比

本来以为只是多交了“智商税”，没想到其中还少了一半原料。原料的成本低到令人难以置信的地步，而 98 块钱的维生素 C 还要缺斤少两。

VC 软糖，等于给孩子吃了块糖

很多妈妈都会为孩子选择 VC 软糖，真的适合吗？老爸评测团队对 3 款 VC 软糖进行了检测，来看看结果如何。

序号	标注每粒维生素 C 含量（mg）	实测每粒维生素 C 含量（mg）	每日推荐片数	每日摄入维生素 C（mg）	实测糖含量（g/100g）	每日摄入糖（g）
1	30	40.9	2	81.79	69.4	3.02
2	63	98.8	2	197.6	77.6	3.86
3	12.5	21.95	4	87.81	76.7	8.99

你没看错，里面 60%~70% 是糖。维生素 C 含量倒是都达到标注值了，不过每天同维生素 C 一起进入体内的，还有 3g 到 9g 的糖。过多的糖分会加重宝宝的口味，并有增加龋齿的风险。VC 软糖的确含有维生素 C，但它实际上是一种糖。

VC 泡腾片，小心钠超标

还有的家长会选择 VC 泡腾片给孩子补充维生素 C。有些成年人也会选择它，认为它冲起来很有意思。

然而，VC 泡腾片只能让你喝上一杯酸甜口味的气泡水。至于想补充的维生素 C，每片泡腾片只添加了 9mg，半瓶泡腾片（10 片）的维生素 C 含量，还不如一片 VC 片。

序号	每片标注维生素含量（mg）	每片标注钠含量（mg）
样品 1	9	468.8
样品 2	9	416.6
样品 3	9	416.6

另外，对儿童来说，泡腾片更严重的问题不是维生素 C 的含量低，而是泡腾片的钠含量超高。样品中一片最高含钠 468.8mg，两片即超过了 900mg。

4~7 岁的儿童，钠的每日适宜摄入量为 900mg。即使是成人，每日适宜摄入量也仅为 1500mg。

中国居民膳食矿物质推荐摄入量

年龄	钙 /（mg/d）	磷 /（mg/d）	钾 /（mg/d）	钠 /（mg/d）
	推荐摄入量（RNI）	推荐摄入量（RNI）	适宜摄入量（AI）	适宜摄入量（AI）
0 岁 ~	200（AI）	100（AI）	350	170
0.5 岁 ~	250（AI）	180（AI）	550	350
1 岁 ~	600	300	900	700
4 岁 ~	800	350	1200	900
7 岁 ~	1000	470	1500	1200
11 岁 ~	1200	640	1900	1400
14 岁 ~	1000	710	2200	1600
18 岁 ~	800	720	2000	1500

注：引自《中国居民膳食营养素参考摄入量（第 2 部分：常量元素）》

儿童的肾脏往往更为脆弱。看了下泡腾片产品建议——每日 1~2 片。按照这个剂量，会产生怎样的结果呢？

软糖的高糖和泡腾片的高钠，让老爸评测对用它们来补充维生素 C 的想法表示深深地怀疑。

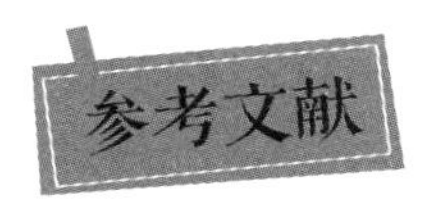

参考文献

◎ 中国营养学会 . 中国居民膳食营养素参考摄入量 [M]. 北京：中国轻工业出版社，2000：218-230.

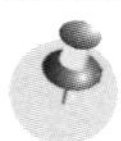

06 最近被炒得火热的HPV疫苗，打还是不打?

最近 HPV 疫苗被炒得火热，九价 HPV 疫苗已于 2018 年 4 月 28 日被国家药品监督管理局有条件批准上市。在这一小节里，让我们来聊聊 HPV 的那些事。

1. 什么是 HPV

HPV 是人乳头状瘤病毒的英文缩写，几乎所有的女性宫颈癌病例都与 HPV 感染有关。

目前已知有 100 多种不同类型的 HPV。其中大部分 HPV 类型被视为“低风险”，与宫颈癌并无关联。而与宫颈癌有关的“高风险”亚型有 13 种，其中 2 种风险最高的病毒株 HPV-16 型和 HPV-18 型可导致约 70% 的宫颈癌病例。

2.HPV 如何传播

HPV 主要通过性传播感染，还可以通过直接接触感染。

比如手接触了带有 HPV 的物品后，在如厕、沐浴时有可能将病毒带入生殖器官。或者是生殖器官接触到带有 HPV 的浴巾等物品，都有可能被感染。

3. 感染了 HPV 就会得宫颈癌吗？

并不是。

HPV 感染非常常见，大部分性活跃女性和男性均会在人生某个阶段感染该病毒，有的还会反复感染。

大多数 HPV 感染不会引起任何症状，并会在感染之后几个月内自行消失，约 90% 会在 2 年之内消退。

少数几种类型的 HPV 如果长期存在或反复感染可导致疣或癌前病变。癌前病变可增加宫颈癌、外阴癌、阴道癌、阴茎癌、肛门癌、口腔癌或喉癌等风险。

从感染 HPV 到发展成宫颈癌，对免疫系统正常的女性而言，大约需要 15~20 年的时间。

4.HPV 疫苗：二价、四价和九价

接下来，重点谈一谈 HPV 疫苗。

与宫颈癌相关的 HPV 高危类型有十多种，而疫苗可针对其中的几种进行预防。

目前市面上有 3 种疫苗，分别是二价、四价和九价疫苗。这里的“几价”是指疫苗涵盖几种类型的 HPV。

· 二价疫苗：适合 9~45 岁女性。能预防导致宫颈癌的主要高风险亚型 HPV-16 和 HPV-18。这两种亚型可导致约 70% 的宫颈癌病例。

· 四价疫苗：适合 20~45 岁女性。四价疫苗除了能预防 HPV-16 和 HPV-18，还可以预防两种低危亚型：HPV-6、HPV-11，研究表明尖锐湿疣主要由这两种亚型引发。

· 九价疫苗：适合 16~26 岁女性。在四价疫苗的基础上增加 5 种 HPV 亚型：31、33、45、52、58。国际研究显示九价疫苗对于宫颈癌的预防高达 90%，同时还可以预防尖锐湿疣。

5. HPV 疫苗有性生活之后还能接种吗？

可以接种。

虽然在首次性生活前接种 HPV 疫苗最佳，但有了性生活后接种 HPV 疫苗还是有良好的保护作用，对于以后的感染有预防作用。

6. 接种 HPV 疫苗会有不良反应吗？

在以上三种 HPV 疫苗获得 FDA 许可之前，每种疫苗都经过多年临床试验的测试，而这些临床试验的结果显示 HPV 疫苗安全有效。自 2006 年 6 月至 2017 年 12 月，美国分销了超过 1 亿剂 HPV 疫苗。

但是，像其他任何疫苗或药物一样，HPV 疫苗也会有副作用。

绝大部分人接种后没什么症状，只有极少数人会出现不良反应。最常见的不良反应是轻微的，包括注射部位的疼痛、发红、发痒、肿胀，还有头痛、恶心、头晕、发烧、晕厥、肌肉和关节酸痛。

晕厥在青少年中多见。为了防止晕厥导致受伤，在接种疫苗期间，建议青少年坐着或躺下，并在疫苗接种后休息观察 15 分钟。

严重的不良反应极其罕见，但也可能会发生。比如严重的过敏反应。所以接种疫苗也有禁忌，具体情况可以在接种前咨询接种点的医生。

7. 接种疫苗前要筛查有没有感染 HPV 吗?

HPV 可以反复感染，一般认为接种前无须检查有无感染。如果担心自己严重感染的话，建议咨询医生，遵医嘱检查。

8. 打完 HPV 疫苗就可以高枕无忧了吗?

HPV 疫苗对于宫颈癌没有治疗作用，但是可以预防接种 HPV 类型的感染。

国内研究显示，九价 HPV 疫苗可以预防 92.1% 的宫颈癌风险，二价和四价疫苗能够防控 84.5% 宫颈癌风险。

所以 HPV 疫苗也不是百分之百能预防宫颈癌的发生，更不能取代宫颈癌筛查。打完疫苗之后，依旧需要进行定期的宫颈癌筛查，早发现，早治疗。同时，加强运动和保持饮食健康，增强抵抗力。

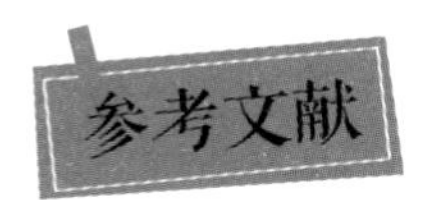

◎ HPV Vaccine Information For Young Women: Centers for Disease Control and Prevention[EB/OL].(2016-12-18)[2020-08-01]. https://www.cdc.gov/std/hpv/stdfact-hpv-vaccine-young-women.htm.

◎人乳头状瘤病毒和宫颈癌：世界卫生组织 [EB/OL].(2019-01-24)[2020-08-01].https://www.who.int/zh/news-room/fact-sheets/detail/human-papillomavirus-(hpv)-and-cervical-cancer.

◎ Human papillomavirus infection：Wikipedia[DB/OL].[2020-08-01]. https://en.wikipedia.org/wiki/Human_papillomavirus_infection.

◎九价 HPV 疫苗打不打，你关心的都在这里！：中国政府网 [EB/OL].(2018-05-15)[2020-08-01].http://www.gov.cn/fuwu/2018-05/15/content_5291025.htm.

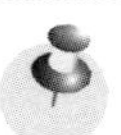

07 为什么近视？原来不是你想的那样！

现在近视的人越来越多。戴眼镜的人基本上醒来第一件事就是找眼镜。有一次，我出门玩，远处跑来一只白色猫咪。我正准备摸摸它，到跟前了发现原来只是个塑料袋。

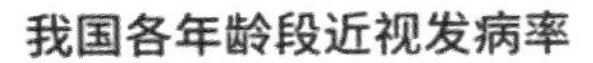

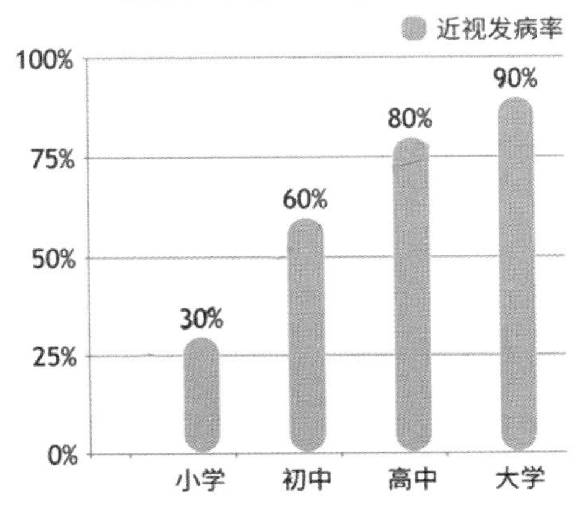

可能连正在看文章的你，也是近视大军中的一员。那么导致近视的原因是什么？又要怎么预防呢？

是什么原因让我们近视

1. 户外活动时间少，太阳光接触过少

想想我们小时候那些不爱在室内待着，却老爱在外面疯玩的同学，是不是大部分到现在都没有近视？

科学研究表明：儿童户外活动时间越多，近视的风险越低！儿童每周增加 1 小时户外活动时间，近视的风险就下降约 2%。

我们之所以近视，是因为眼轴长得过长了。明亮的户外太阳光可以刺激视网膜多巴胺的释放，多巴胺可以抑制眼球轴向生长。所以经常参加户外活动的孩子，近视的概率就相对要低。

2. 长期近距离用眼

我们大多是在学生时期，从看不清黑板上的字甚至看不清讲台上老师的五官开始近视的。那时候，近视了成绩还不好的话，可是要被小伙伴嘲笑的。

如果看电视站得太近，会被父母狠狠训斥，乖乖挪到两米开外。

长时间近距离用眼，容易使眼睛疲劳并增加近视的风险。相比之前，现在电子产品发达，手机、电脑、iPad 等占据了孩子大量时间，如此一来，孩子们近视的风险大大增加了。

3. 遗传

眼睛发育很大程度上受遗传控制。如果父母都有高度近视，那孩子发生近视的可能性就比较高。

研究表明，近视高风险基因携带者，患近视的风险是常人的10倍。

如何预防近视？

趁着我们的娃娃还没有近视赶紧预防近视。虽然遗传是没办法改变的，但是我们可以改变其他的。

比如看书等看累了就眺望一下远方缓解眼疲劳，控制近距离用眼时间。

最重要的是让孩子有充足的户外活动。还没有近视的孩子们，建议每天抽些时间去户外愉快玩耍，散步、跑步、踢球、打球、直排轮滑等都是很好的选择。

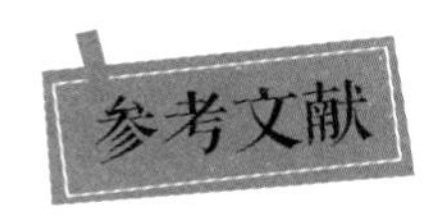

◎ 杨培增，范先群．眼科学第 9 版 [M]. 北京：人民卫生出版社，2018：217.

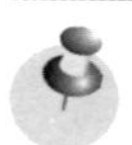

08 想减肥？想运动？在此之前必须要先重视“它”！

四月五月不减肥，六月七月徒伤悲。为了夏天能拥有窈窕的身姿，报健身班！运动势在必行。可几乎所有选择运动瘦身的姑娘们都会有同一个烦恼，甭管胸大胸小，一跑起来，都有点“晃”……

穿戴正确的运动装备很重要，老爸评测团队选取了包括知名运动品牌及各网购平台上的爆款商品在内的 13 款运动内衣，主要从透气性、稳定性、底围压力、穿脱方便程度、总体舒适性等十余个方面来评测。

具体该怎么选运动内衣？穿着体验如何？注意事项有哪些？我们这就详细给大家说一说。

1. **运动内衣的分类**

运动内衣可不是随便买来穿的，首先要明确运动时该穿哪种运动内衣。

运动不同，引起的胸部晃动程度也就不同。运动的激烈程度越高，需要运动内衣的支撑性也就越强。这里要参考身体活动强度的 MET（Metabolic Equivalent）值。

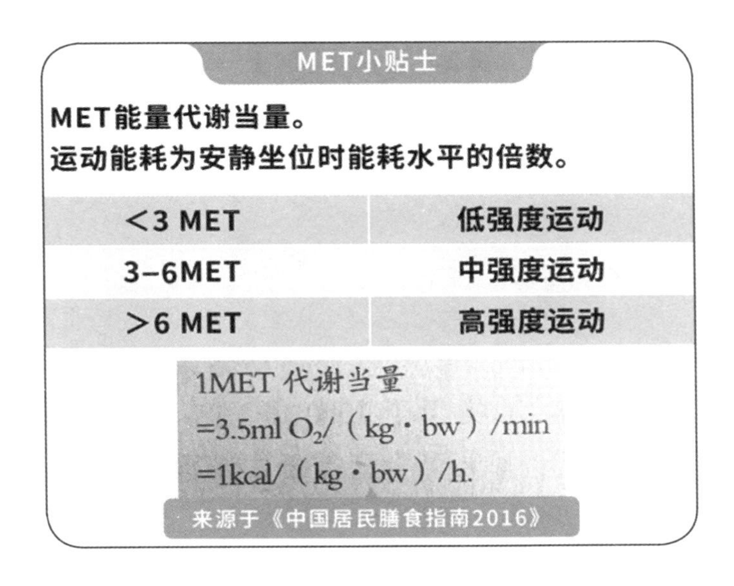

按照上图的等级划分，对应的运动大致是这样的：

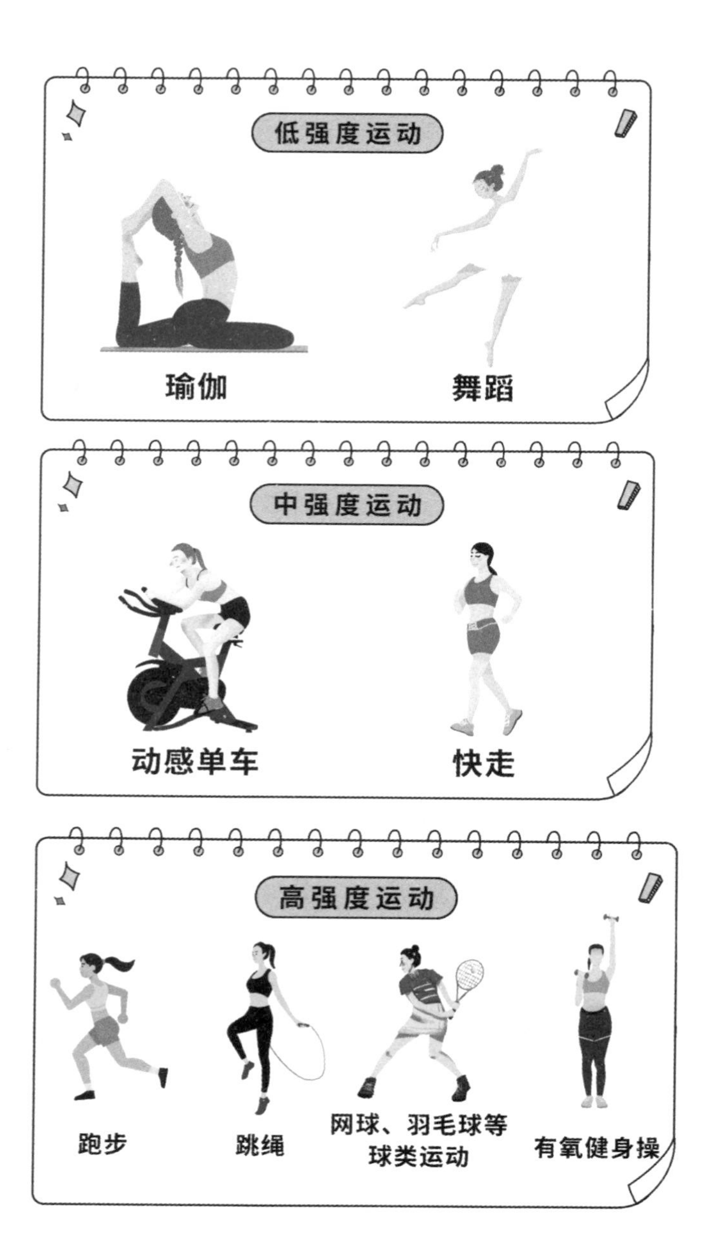
低强度运动
瑜伽
舞蹈
中强度运动
动感单车
快走
高强度运动
跑步
跳绳
网球、羽毛球等
球类运动
有氧健身操

对应不同的运动强度，运动内衣也相应地分了 3 个等级，低强度内衣、中强度内衣和高强度内衣。运动时，应根据运动强度选择对应强度内衣。

2. 透气性

运动内衣透气性好坏，直接影响着运动时是否会闷热不适。按照 FZ/T 74002-2014《运动文胸》标准，运动内衣的透气率应大于 75mm/s。

3. 稳定性

运动内衣的稳定性主要体现为运动内衣的底围固定性（底围压力）和肩带稳定性（肩带弹性回复率及肩带宽度）。

FZ/T 74002-2014《运动文胸》要求开扣式的运动内衣底围压力应大于 7.5N，套头式的底围压力应大于 8.5N。

底围压力越大，适合的运动强度也就越大，但如果太紧，又会造成明显的压迫感和呼吸不畅；反之，压力越小，底围就越松垮，难以起到固定承托作用。

肩带宽度如果过窄，在剧烈运动时，易造成肩部负担过大，从而引起不适。除此之外，运动中肩带下滑是件很尴尬的事，所以肩带的弹性性能也很重要。肩带弹性回复率衡量的是施加在肩带的外力去除后，可恢复的变形的能力。

4. 吸湿性能

剧烈运动时，出汗在所难免。运动内衣吸湿性能好，使用时感受也就会好很多。

选择运动内衣时，老爸评测建议大家：

先试穿再选购。

选购时，可先试穿，跳一跳，多运动一会儿，感受下运动内衣是否有足够的支撑和是否包裹胸部。不过这个因人而异，不感觉痛，且紧度适合自己就可以，别勉强将就。

选肩带宽一点的。

肩带宽一点的运动内衣支撑性会好一些，也会更舒服一些。

面料要柔软。

要选择面料柔软的运动内衣，这样运动时可减少不必要的摩擦，尤其对于易出汗的女生，还要考虑面料透气、排汗功能，不然那种闷热感，女生都懂的。

有针对性选择。

针对不同运动类型，选择不同支撑性的运动内衣。若是日常运动包括跑步和瑜伽，那准备几件不同支撑性的运动内衣很有必要。

另外，运动内衣是贴身衣服，也需注意保养。

保养建议

1. 每次运动完之后及时清洗，最好单独清洗，浸泡 10~15 分钟，轻轻搓揉。

2. 自然晾干（烘干的话容易变形），尽量平铺或者垂直成一条直线悬挂晾晒。

3. 及时更换，若内衣边缘处的弹性纤维已经外露，或面料松弛变形，就该换新的了。

4. 运动频繁，可备多件轮流替换着穿。

女性在运动时，胸部会剧烈晃动，不仅会有痛感，还会让固定支撑乳房的乳房悬韧带组织拉长绷紧。仅穿普通内衣运动，长期下去乳房易下垂。而运动内衣的减震功能要远远好于普通内衣。

所以不管你是胸大还是胸小，不管你选择做什么运动，选一款适合自己的运动内衣都是非常有必要的。

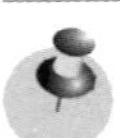

09 与蚊子的持久战，你需要知道这些

进入夏季后，天气越来越热，蚊子也越来越多。继防晒后，防蚊也成了头等大事。

实话说，被蚊子咬一口的感觉实在不妙，红肿不说，真的是太痒了！白天无声无息咬一口也就罢了，晚上睡觉时蚊子还在耳边嗡嗡作响，这谁受得了。然而蚊虫季才刚刚开始，想与蚊子持久战，我们得先知道这些——

为什么蚊子只咬我？因为血香？

在蚊子中，吸人血的只有雌蚊子，它靠长长的口器叮人。

雌蚊在繁殖下一代时，为补充蛋白质，就非吸血不可。而雄蚊其实是“吃素”的，专以植物的花蜜和果子、茎、叶里的液汁为食。

雌蚊子通过感应动物或人产生的二氧化碳、气味、热量及挥发出来的化学物质等因素来“锁定”目标。

美国加州大学河滨分校的昆虫学家，在研究了传播黄热病和登革热的雌性埃及伊蚊对二氧化碳气流和人体气味的反应后，写了篇报告，指出蚊子先是被呼出的二氧化碳吸引，然后朝向皮肤气味方向而来，最终“着陆”在人体上的。

很多人认为，蚊子叮咬跟人的血型有关，埋怨自己血型不好。就现有研究看，并没有可靠证据证明不同血型对蚊子的吸引力有差异。所以所谓的谁血甜谁血香就叮谁，其实没有科学依据。

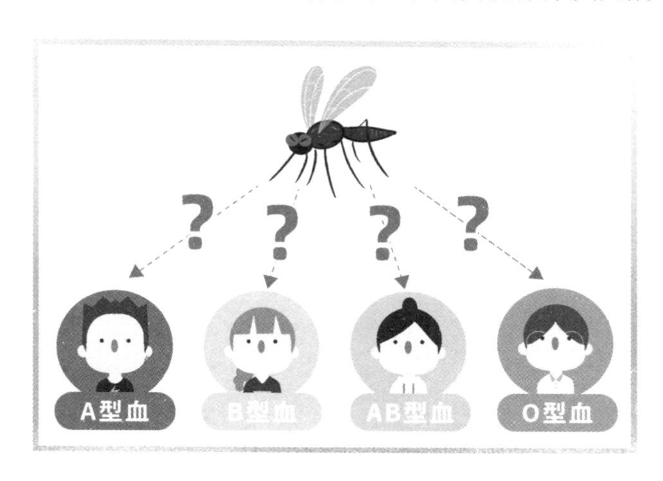

招蚊子可能是衣服惹的祸

“穿黑显瘦”是很多人的共识，尤其夏天，爱美人士都想借衣服藏起自己的肉。穿黑色衣服，视觉错觉确实会使人看起来瘦一些，但它同时也会使人获得蚊子大军的“追随”。

蚊子昼伏夜出，因其有趋暗的习性，偏喜弱光。深颜色的衣服反射的光线较弱，浅颜色衣服反射的光线较强，所以深色衣服比浅色衣服更易招蚊子。

另外，深色衣服的表面相比浅色衣服的表面吸热能力更强，这会影响体温，体温升高人更容易流汗，也就更易招蚊子。

为避免蚊子叮咬，尽量不要穿深色衣服，如黑色、蓝色、红色等颜色鲜艳明显的衣服。

蚊子还喜欢这些人

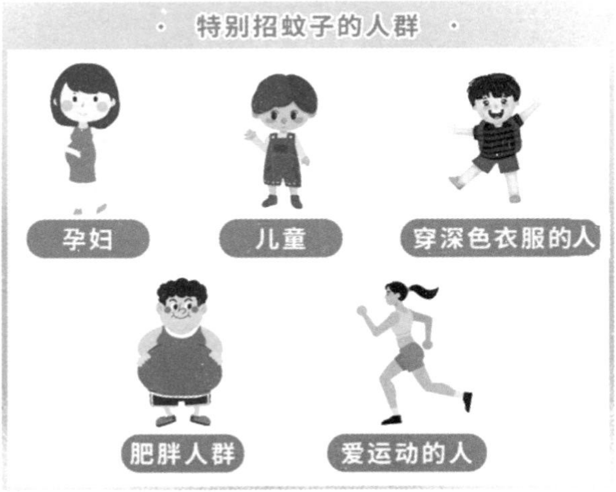

出汗时，皮肤上会带出大量气体分子，如乳酸、尿酸、氨气等物质，皮肤的温度和湿度会增加。蚊子的触觉腺有很强的气味

感受器，能敏锐地捕捉到这些气息，从而寻找到叮咬目标。

而运动后呼出的二氧化碳增加，这对蚊子同样有很大的吸引力。现在不少灭蚊装置就是利用二氧化碳来诱杀蚊子的。

孕妇、儿童属于特殊群体，孕妇新陈代谢偏快，二氧化碳呼出也偏多；儿童相对成人来说，新陈代谢也比较快，分泌旺盛，所以二者都容易招蚊子。

被咬后为什么会痒会长包

蚊子吸血的时候，会往我们皮肤里注射一些唾液，这些唾液里含有蛋白质。对于外来的蛋白质，我们人体会自动识别其为“威胁”，并释放一种叫“组胺”的物质来保护自己。就是这个物质，引起了皮肤瘙痒、肿胀。

看来被蚊子咬后的奇痒难耐，并非蚊子的本意，而是人体的自我保护行为。这种叮咬后的瘙痒、肿胀可用肥皂水清洗、冰袋冷敷或局部涂抹炉甘石洗剂来缓解。

哪种驱蚊办法更可靠

常见的物理驱蚊方法，比如蚊帐、电蚊拍、大蒲扇、长袖衣物等。像驱蚊喷雾这种驱蚊产品都属于化学驱蚊。相比穿长袖长裤摇大蒲扇，驱蚊喷雾这类便捷的驱蚊方式可能更得人心。那么问题来了，目前哪些驱蚊成分更安全靠谱呢?

参照美国环境保护局（EPA）、美国疾病控制与预防中心（CDC）、加拿大卫生部的评估，避蚊胺（DEET）、派卡瑞丁、驱蚊酯（又称伊默宁）、柠檬桉油、PMD 油、甲基壬基酮为有效的驱蚊成分。其中甲基壬基酮为一种新型驱蚊成分，目前使用还不多，对婴幼儿的安全性的研究也不多。

在这里，我们总结了目前市面上常见驱蚊产品里使用的成分及注意事项，供大家参考。

常见驱蚊成分的注意事项

驱蚊成分	注意事项
避蚊胺	·6 个月以内的婴儿不宜使用 ·6 个月到 2 岁可使用 10% 浓度以下，每天最多使用 1 次 ·2 岁到 12 岁可使用 10% 浓度以下，每天最多使用 3 次 ·12 岁以下儿童不能连续每天使用 DEET 产品超过一个月，成人和 12 岁以上儿童可使用 30% 浓度以下
派卡瑞丁	6 个月以下婴儿不能使用
驱蚊酯	过敏者慎用
柠檬桉油	3 岁以下儿童不能使用
PMD 油	3 岁以下儿童不能使用

以上成分对驱蚊都有效，浓度越高驱蚊时间越长。但对于低龄儿童，建议选用低浓度的产品。孕妇、哺乳期的妈妈们可以使用驱蚊产品，但使用前记得要先做过敏测试。

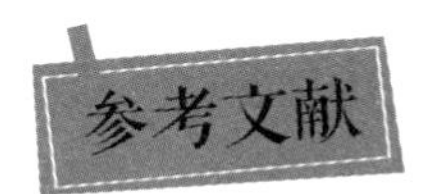

参考文献

◎ DEKKER T，GEIER M，CARDÉ R T. Carbon dioxide instantly sensitizes female yellow fever mosquitoes to human skin odours[J]. Journal of Experimental Biology，2005（208）：2963-2972.

◎ Insect repellents[EB/OL].（2020-07-06）[2020-07-01].https://www.canada.ca/en/health-canada/services/about-pesticides/insect-repellents.html.

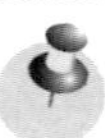

10 牛油果真的那么牛吗？

“森林黄油”“大自然的蛋黄酱”“植物界的奶酪”“儿童成长必备”……一个个高大上的头衔，没错，都是在说它！

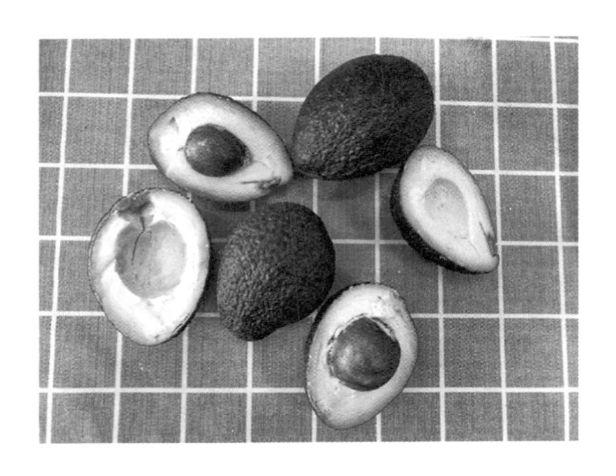

自从牛油果被冠上了这些头衔后，从无人问津摇身一变，立马成了高端食材。牛油果不仅营养、健康，还有很多神奇的功效！

真的有那么神吗？老爸评测带你透过现象看本质，我们这就来扒一扒牛油果的那些营销套路。

套路一：牛油果中糖分含量极低，是减肥和健身人群的最佳食品。

虽然牛油果的糖分低，但是脂肪含量高达15%。相同重量的糖和脂肪相比，脂肪供能是糖的两倍多。所以，牛油果的热量相当高，一颗牛油果的热量差不多是一杯珍珠奶茶的热量。

营养	每100g含量
水	72.23g
能量	160kcal
蛋白质	2g
脂类（脂肪）	14.66g
碳水化合物	8.53g
纤维，总膳食	6.7g
糖，总量	0.66g

注：引自美国农业部官网

如果只是把牛油果当作普通水果来吃，而不控制其他热量的摄入，想要靠吃牛油果减肥，恐怕只会“越减越肥”。

套路二：牛油果中含有丰富的单不饱和脂肪酸，对心脑血管疾病起到很好的预防作用。

这个说法实际上要有个前提，就是用单不饱和脂肪酸适当代替饱和脂肪酸的摄入，也就是说用牛油果来代替一些高脂肪的食物。

提到单不饱和脂肪酸，就不得不提以此著称的茶油、橄榄油和芥花籽油。要想增加单不饱和脂肪酸的摄入比例，经常用这几种油替换烹调油，恐怕更简单也更适合“中国胃”。

值得一提的是，婴幼儿最需要的是 α－亚麻酸，是一种多不饱和脂肪酸，常见于紫苏籽油、亚麻籽油、核桃油等，所以，牛油果和牛油果油并不是宝宝的最佳食物。

套路三：牛油果丰富的膳食纤维能预防便秘，且效果胜过苹果和香蕉。

牛油果中的膳食纤维含量确实高于一般水果，但是为此而摄入过多的脂肪，恐怕不是一个明智的选择。

根据《中国居民膳食指南 2016》的建议可以计算出，一个轻体力活动的成年人每天摄入脂肪不要超过 75g（包括烹饪油 25~30g），可是一颗牛油果中大概就有 25g 脂肪！

其实富含膳食纤维，又比牛油果热量低的食物有很多，如茎叶类蔬菜、食用菌、海苔等，机智如你一定知道怎么选择。

套路四：牛油果中含有的钾比香蕉中的还高，高钾食物有很好的利尿去水肿功效。

牛油果中的确富含钾，但是跟黄豆、蚕豆、赤小豆、豌豆、冬菇、竹笋、紫菜等食物相比，就不算什么了。

要注意的是，肾功能异常的人，不建议摄入过多高钾食物，避免引起代谢异常。

套路五：牛油果中富含维生素 C、维生素 E 和多酚类等物质，这些都是天然的抗氧化剂，能够延缓细胞的衰老。

抗氧化剂在人体内的作用尚无定论，指望着吃点维生素 C、维生素 E 和多酚类物质就能延缓衰老？营销的说辞听听就行，千万别当真。

那么，牛油果到底应该怎么吃？牛油果推广之初是建议国人直接食用，享受牛油果特殊的味道和浓郁的口感，但是一般人还真接受不了这种厚重感。

后来就有了在沙拉、寿司、甜品等添加牛油果的“高格调”吃法，但这仍不适合国人的口味。

于是就有了各种有关牛油果的“黑暗料理”，如牛油果豆腐、辣子鸡牛油果丁、牛油果小面、老干妈牛油果炒饭等。

殊不知，如老干妈牛油果炒饭这种，本来就会用很多油去炒，另外一勺老干妈辣酱大约含 11g 脂肪，再加上牛油果本身的脂肪，这一碗饭吃下去，啧啧啧，几乎达到了一天的脂肪摄入量。这种高油高盐的饮食方式是最不健康也是最不提倡的。

作为“超级食品”中的一员，牛油果和奇亚籽、藜麦、橄榄油、椰子油、秋葵等一样，自带传奇史，“风风火火闯九州”。一盘沙拉里不放上几片牛油果，或者不淋点牛油果酱，好像都不好意思说自己是沙拉。可惜世上并没有什么“超级食品”，这些都只不过是营销的产物。没有什么食物的自身营养是完美的。

对于牛油果，我们同样要以平常心来看待。喜欢其味道的可以适当吃一点，成人每天最好不要超过半个，婴幼儿能少吃就少吃。如果吃不惯，更不用强塞入口中，其他食物一样可以达到相同的营养补充目的。

其实谈到食补，就四个字：均衡饮食。

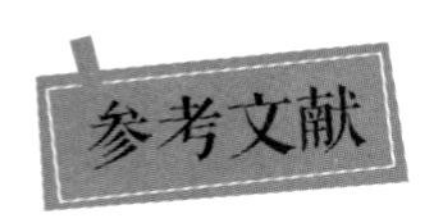

◎ 中国营养学会 . 中国居民膳食指南 2016[M]. 北京：人民卫生出版社，2016：332-335.

后　记

5 年前，从一张包书皮开始，从事过 18 年检测工作的魏老爸，带着老爸评测团队走上了一条致力于“让老百姓过上安全放心生活”的路。从包书皮到塑胶跑道，到“五毛辣条”、超轻黏土……老爸评测的专业团队发现过多个有毒有害或有潜在安全隐患的产品，并且致力于行业安全和标准的提升。

关心大众的衣食住行，关心老百姓所关注的话题，一件产品一件产品地较真检测，这是老爸评测一直坚持做的事，譬如：

克林擦擦这种诞生于大航海时代、为了清洁船体的用品，现在用来清洁餐厨用品真的安全吗？那就送去实验室检测，结果发现甲醛超标的问题非常严重，水洗过后的甲醛含量仍然不低；

在坚持硬核评测的同时，5 年来，老爸评测也在不断地做涉及生活方方面面的科普，譬如：

“酸碱体质理论”为什么不靠谱？

3 块 5 的维生素 C 和 98 块的维生素 C 究竟有什么区别？

到底还要不要吃碘盐？

烧烤到底致癌吗？

如果说做评测是“授人以鱼”，做科普便是“授人以渔”。

老爸评测团队希望通过不断输出的科普文章，提高老百姓的科学素养和安全意识，使他们能在众声喧哗里，在铺天盖地的营销信息里，甄别出有价值的信息，做出较为科学的判断；希望不仅能传递经研究和实证得出的科学结论，也能同时培养大众“科学主义”的思维方式。

欣慰的是，用户也在给我们一些正向的反馈，他们常常留言：“魏老爸，我觉得 ××× 可能有问题，你们可以检测一下吗？”这正是用户的安全意识在提高的表现啊。

5 年来我们收获了来自亿万用户的沉甸甸的信任，也正是这种“托付生活”的信任，让我们始终坚守初心，更加慎重和严谨地审视我们每一篇文章、每一个要送检的产品、每一个要讨论的话题，规范送检的每一个环节，查阅海量的资料文献，与行业专家共同探讨论证。不敢说我们的结论在任何时候都一定是 100% 的正确，但的确是在现有的行业研究水平下的科学结论。

不知不觉中，老爸评测已在互联网圈子、检测圈子里摸爬滚打了 5 年。5 年间，我们坚守初心、不断学习，坚持输出了几百篇内容覆盖全品类的评测和科普文章。我们想，是时候可以出书了。

一方面，可以把 5 年来输出的内容做一些系统地梳理，并根据最新的行业研究进展对过往内容做一次重新审订，因为科学是在不断发展和进步的。另一方面，精选出的内容印刷成书，也更适合用户更深入地阅读和重要信息的记忆。

内容筛选的过程有痛苦有犹豫，但舍得舍得，有舍才有得。最终我们从几百篇文章里，选择了这 45 篇文章汇成一本书。内容看似很“杂”，但都与生活安全息息相关。图书在手边更方便查阅，而亲爱的用户，你们也可以把这本关乎安全生活的书，送给你在意的人。

一本书总有终结篇章，但老爸评测始终在路上，我们的硬核评测和广泛科普都还会继续，期待我们的再相遇。

图书在版编目（CIP）数据

老爸评测：你的健康呵护指南 / 老爸评测著. --
南京：江苏凤凰文艺出版社, 2020.10
ISBN 978-7-5594-5065-4

Ⅰ. ①老… Ⅱ. ①老… Ⅲ. ①健康 – 普及读物 Ⅳ.
①R161-49

中国版本图书馆CIP数据核字(2020)第148510号

老爸评测：你的健康呵护指南

老爸评测 著

责任编辑　李龙姣
策划编辑　刘昭远　薛纪雨
装帧设计　水玉银文化
出版发行　江苏凤凰文艺出版社
　　　　　南京市中央路 165 号，邮编：210009
网　　址　http://www.jswenyi.com
印　　刷　北京盛通印刷股份有限公司
开　　本　880 毫米 ×1230 毫米　1/32
印　　张　7.5
字　　数　145 千字
版　　次　2020 年 10 月第 1 版
印　　次　2020 年 11 月第 5 次印刷
书　　号　ISBN 978-7-5594-5065-4
定　　价　49.80 元

江苏凤凰文艺版图书凡印刷、装订错误，可向出版社调换，联系电话025-83280257